何祥林　魏　刚　顺庆生　何家轩　主编

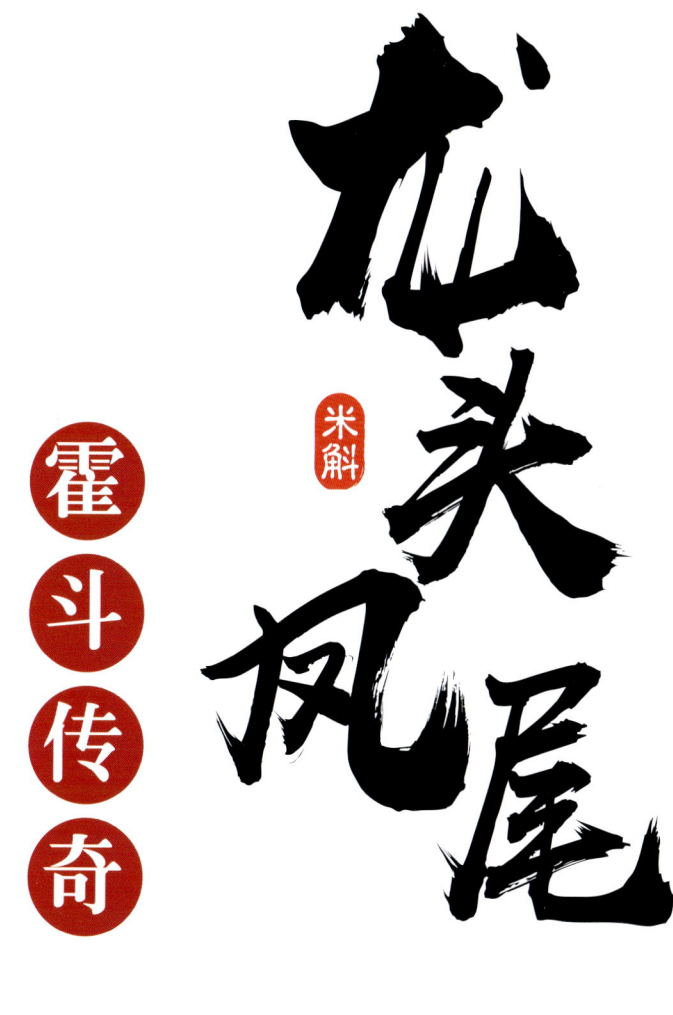

松头凤尾 米斛 霍斗传奇

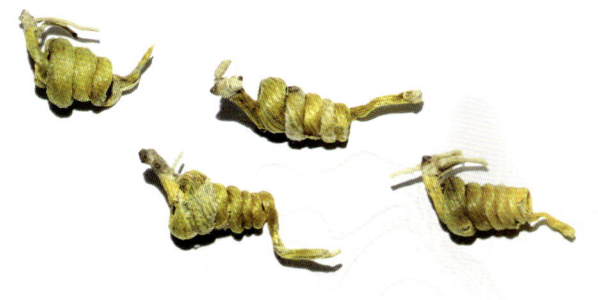

四川科学技术出版社

图书在版编目（CIP）数据

龙头凤尾：霍斗传奇/何祥林等主编. — 成都：
四川科学技术出版社，2022.3
ISBN 978-7-5727-0484-0

Ⅰ.①龙… Ⅱ.①何… Ⅲ.①石斛－基本知识 Ⅳ.
①R282.71

中国版本图书馆CIP数据核字(2022)第045880号

龙头凤尾　霍斗传奇
LONGTOU FENGWEI HUODOU CHUANQI

出 品 人	程佳月
主　　编	何祥林　魏　刚　顺庆生　何家轩
责任编辑	李迎军
封面设计	殷　霖
版面设计	殷　霖
责任出版	欧晓春
出版发行	四川科学技术出版社
	成都市锦江区三色路238号　邮政编码 610023
	官方微博：http://e.weibo.com/sckjcbs
	官方微信公众号：sckjcbs
	传真：028-86361756
成品尺寸	210mm×285mm
	印张7.25　字数190千
印　　刷	昆明精妙印务有限公司
版　　次	2022年5月第一版
印　　次	2022年5月第一次印刷
定　　价	128.00元

ISBN 978-7-5727-0484-0

邮　　购：成都市锦江区三色路238号新华之星A座25层　邮政编码：610023
电　　话：028-86361758

■ 版权所有·翻印必究 ■

《龙头凤尾 霍斗传奇》编委会

主　编　何祥林　霍山县长冲中药材开发有限公司
　　　　　　魏　刚　广州中医药大学
　　　　　　顺庆生　上海健康医学院
　　　　　　何家轩　霍山石斛专家大院

编　委

王　芳　黄月纯　朱　蕾　吴　波　王雅君　孙运刚　叶家宏
吴成凤　张俊仪　王雅文　黄春蕾　胡　莉　宁若男　张一芳
梁芷韵　周楚娟　王　欢　李锦妍　吴樟桦　蓝绮倩

代序一

蟠龙绕柱龙须草　龙头凤尾终现身

—— 何祥林忆父亲恢复霍斗炮制的机缘

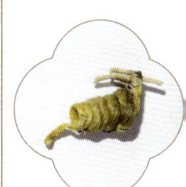

　　1973年4月，在安徽省霍山县长冲中药材培植场父亲（何云峙）偶得野生石斛，他如获珍宝，于是大胆决定开始进行石斛野生改家种的尝试，同时也激起了恢复霍斗（龙头凤尾，又称枫斗）炮制的想法。记得小时候爷爷何国钦经营的"厚德堂"店里有石斛，爷爷讲这些大都是黄草之类的枫斗，而枫斗中的极品是本地的霍斗，又叫龙头凤尾，可惜有其名无其实，本地人也少有见过。众所周知霍山石斛历史悠久，源远流长，最早见于1 700年前的《名医别录》，受资源分布狭窄、知名度过高等因素影响，导致过度采挖，霍山石斛物种近于灭绝，市场上更难得一见。

　　想恢复霍斗炮制其实谈何容易，首先霍斗真容从未见过，只是在1765年赵学敏编著的《本草纲目拾遗》中略有描述："……形较钗斛细小，色黄，而形曲不直，有成毬（球）者……"虽然动了恢复霍斗炮制的初心，几年来他除了在试验基地外，基本上都在翻阅本草文献，寻找资料，期间还走遍了四大药都和浙江雁荡山等地，收获甚微。他深知要成功恢复霍斗制作技艺，首先要确定"龙头凤尾"特定的形状。1976年，他去东北学习种人参，途经首都北京，首次来北京，天安门肯定是要去的，当他来到天安门前，古朴精美的华表一下子吸引住了他，那巨大高耸的圆柱，一只蟠龙盘于柱上，突发灵感，霍斗就应做成这种形状的"龙头凤尾"，那一晚他基本没有睡着，满脑子都是蟠龙。

　　从北京回来后，他立马就投入到研制工作中，首先想到固定石斛鲜条的中心柱用什么材料好：用干树条、竹签，在烧烤时烧着了；用铝丝太软，又不行；用铁丝开始几次可以，时间长了，铁丝生锈也不行，最终比较下来，用不锈钢丝效果最好。下一步如何将石斛固定在钢丝上，他先用"桑皮纸"定型，发现石斛和纸屑掺杂在一起，泡着喝时，总免不了有纸末儿的怪味，这个法子不行。于是又用"麻"来定型，也不行，麻和石斛缠在一起，难理难分。后来他还用了许多东西来试，都不好使。在一个夏天的晚上，父亲像往常一样，吃了饭和场里员工在外乘凉，在闲聊时他又提到霍斗龙头凤尾制作技艺的问题，其中一个员工突然问他："你讲有龙头有凤尾，那龙须呢？"就这一语，提醒了他，对了！何不用龙须草呢，龙须草又叫秧草，生长在悬崖峭壁之上，有野生石斛的地方大都有龙须草，这种草干后不但柔韧性极强，用后用水一洗还能二次利用。还有一次父亲讲起他的一个机遇："有一天，巧得很，有人挑一担秧草路过，我一眼看见了，这不是缠石斛的好东西吗？这个秧草就是龙须草，都是傍水的石壁上生的，我一试，正好！"所以，机遇还是眷顾有心人啊。

　　今天看来，好多事情都是机缘巧合，也更是被称为"药王"的父亲精心打磨、潜心创造的结果。父亲说过，再小的事情，我们也不能看得简单了，想做好，也要花心思，动脑筋。今天霍斗炮制的古法工艺，从采摘、炒制、缠绕、烘焙到成品龙头凤尾，每一道工序都是父亲用时间反复琢磨出来的，算起来前前后后竟花了13年多的时间，才使得霍斗的炮制方法得以恢复传承。

　　十几年的创造发明，父亲并没有申请专利。2002年他把这加工工艺传授给地方百姓，造福了

001

一方。2010年7月石斛炮制技艺列入安徽省省级非物质文化遗产名录，2014年大别山药王纪念馆被评为市级非物质文化遗产传习基地。几十年如一日，霍斗炮制技艺经何家几代人的传承传授，霍斗加工技艺由2001年前一家掌握发展到今天全县数万人掌握，造福乡里，父亲更被乡亲荣尊为"药王"！

如今，乡亲们盛赞他是农民里的科学家，大半生呕心沥血，拯救、保护霍山石斛，恢复了霍斗炮制技艺，让这中华仙草重现风采，福泽万民；他是科学家里的农民，不改质朴勤劳本色，引领乡亲脱贫致富，让太平畈，让霍山，成为"中国石斛之乡"，成就了一个农民的传奇！

何祥林

2021年8月

序 二

"悠悠岁月，层层叠岩。石中芝兰，养命应天。"这16个字是对霍山石斛的真实写照，也说明霍山石斛的悠久历史。3世纪（1700年前）《名医别录》（是继《神农本草经》之后很重要的本草文献）收录了汉代至魏晋时期名医在《神农本草经》中增附的资料，是这一时期临床用药经验的总结，明确记载了石斛"生六安山谷，水傍石上……"这是对霍山石斛道地产地的首次记载。石斛为《神农本草经》之上品，经过2000多年的使用，霍山石斛几度兴衰、濒临绝迹，难见真影，后人给予"中华仙草 霍山石斛"的赞誉确属名至实归。今天，经多方保护和发展，"霍山石斛 中华瑰宝"重返人间，盛世幸事，当以笔载！

霍山石斛是我国兰科石斛属植物中的特有种，也属于我国孑遗植物，它的来历非比寻常，尤其在清代赵学敏《本草纲目拾遗》（1765年）和赵学楷撰写的《百草镜》二书中记载详尽：首次明确了"出六安州及颍州府霍山县，名霍山石斛，最佳"；对植物形态描述"形短只寸许""形如累米""嚼之微有浆、黏齿"；对药材"色黄，而形曲不直，有成毬（球）者"的加工品，仿如现今之枫斗；功效方面有"解暑醒脾，止渴利水，益人气力"；甚至当时已风行一时，难以寻觅，有描写"近年江南北盛行之，有不给"等。说明我国古代医药学家对石斛的调查研究也是不遗余力的，成果在历代均有继承发展。

这里特别值得一提的是，当今国内外闻名遐迩的枫斗就源于霍山石斛，在250多年前赵学敏就总结并真实记录了具备枫斗雏形特征的"有成毬（球）者"。霍山石斛作为枫斗的起源魁首，古人已察觉新鲜药材很难保存，而将其加工成"成毬（球）者"枫斗的前身，这是一大创举。近代民间将数十种石斛植物加工的枫斗，以"霍斗""米斛""霍斛""金霍斛"冠名，就是最好的注脚。

今天，霍山石斛能起死回生，也与霍山县政府，尤其是何云峙等人的保护密切相关，何氏一门，尤其何云峙老人在霍山石斛野生改家种成功的基础上，学习继承了前人炮制石斛的经验，经过十几年的反复摸索，在1986年终于恢复了失传已久的霍斗炮制工艺；同时，霍山石斛炮制技艺于2010年被安徽省非物质文化遗产名录收录，何云峙为代表性传承人；2019年何祥林被推荐为安徽省第六批非物质文化遗产代表性传承人，是霍山石斛炮制技艺代表性传承人何云峙的唯一传人。何氏一门四代将此技艺继承发扬，真是"百年技艺，薪火相传"！

霍山石斛炮制技艺的历史演变，"龙头凤尾"作为霍山石斛的形象与标志，就是中华医药文化得到传承的实例。作为传承2000多年的文化遗产，霍山石斛应列入国家级非物质文化遗产的行列。编撰本书的立意，就是想全面真实地记录霍斗传奇的历史渊源、工艺流程、功效用法等，表明一味中药的演变承载了一段中医药文化的历史，从而激发我们对祖国悠久文化的自信，使我们更加体会到我国传统科学文化的博大精深。

顺庆生
2021年8月

序 三

二百多年前，赵学敏（1719—1805年）在《本草纲目拾遗》中，明确提到了"霍山石斛"一名，并言"近年江南北盛行之"，由此往上追溯，在江南名医叶天士（1666—1745年）的医案中更早地出现了"霍山石斛""霍石斛"，笔者猜想，清代初年的江南，"霍山石斛"已经名扬在外了；再往上追溯，宋代的"寿州石斛"、唐代的"六安石斛"，都指向了1 700年前《名医别录》提到的"生六安，水傍石上"的那个最早应用的道地"石斛"，中华文化一脉相传，医家心血，本草著述，生生不息啊！

赵学敏拾时珍先生之遗，指明了当时"霍石斛"已有"成毬（球）者"，顺此思路，探源非物质文化，石斛炮制技艺的传承不得不梳理，石斛的"代茶饮"不得不厘清！南北朝·刘宋的雷敩最早在《雷公炮炙论》中收载了石斛的炮制法"酒浸、酥蒸、焙干用"，此"蒸制法"一直延续到明代，一千多年间都是主流，时珍先生更着笔点睛一句"入补药乃效"！

《本草纲目拾遗》成书于乾隆三十年（1765年），"成毬（球）者"到底如何而来？受"代茶"的启发，2016年我们在编著《中华枫斗》时，大胆猜想，枫斗最早的出现，应与中国茶文化息息相关！中国是茶树原产地，也是最早发现和利用茶的国家，到了唐代，饮茶之风遍及全国各地，宋代、明代、清代，一直沿袭直至今天，茶文化一直是中华民族传统文化的一个重要组成部分。

唐、宋制茶，以蒸、碾、压、焙制作团茶、饼茶等为主流，石斛当初也是以"蒸制"为主；到了明代，绿茶制作改蒸制为"炒青"，不仅提高了茶叶品质，而且茗茶的产地也多出自江浙和六安，与石斛的道地产地高度重叠。由此，我们提出大胆的猜想：400年前，或许在明后期或清初期，或在六安（霍山），或在江浙产茶山区（同时又分布有野生石斛），掌握了炒制技术的某个茶农（或药农），尝试将鲜石斛也用炒制法加工成最早的枫斗雏形，"成毬（球）者"便出现了，用于代茶饮，其香优雅，经久耐泡，于是世间便多了一道茗茶，中药便多了一种养生佳品。

于是乎，枫斗的炮制演变成了"炒制（炒青法）"，道光二十二年（1842年）杨记《诸药出处》中"六安州出产名茶斗"的记载也为我们的猜想提供了明证！"成毬（球）者"的来历似有了，另有一道"公案"更需厘清，谁首先在实践中应用了"代茶饮"？

李时珍《本草纲目》有载："一法，每以二钱，入生姜一片，水煎代茶饮，甚清肺补脾也"，不少对中医药文化不熟悉的朋友初看这个，便误以为此用法是李时珍（1518—1593年）提出来的，不想却真是个美丽的误会！其实更早的，在著名滋阴医家朱丹溪（1281—1358年）的《丹溪心法》中已有如下记述："金钗石斛，每二钱洗净，生姜一片，擂细末荡起，煎沸去粗，食前饮之，补脾清肺甚妙"，对比两者的记载，有明显的传承性，朱丹溪及其弟子们早了约200年，丹溪先生可是滋阴学说的创始人，石斛又是滋阴的要药，石斛"朱丹取其独用为妙"，后世医家有此赞誉！可见，石斛单味用作"代茶饮"至少也有600余年的历史了，金元时期朱丹溪先有了实践，弟子们记录下来，但（石斛水煎）"代茶饮"这三个字，可能确实是李时珍首先总结记录下来的。

从金元实践《丹溪心法》的"补脾清肺甚妙"，到明代李时珍、缪希雍明确提到"水煎，代茶饮""夏月一味酒蒸、泡汤代茶"，功效分别记有"清肺补脾""顿健足力"，再到清代，石斛代茶饮已经风靡江南江北！最后，1765年赵学敏总结曰"彼土人以代茶茗，云极解暑醒脾，止渴利水，益人气力"，明显可见其间的应用与完善，至少经历了三百年的传承演化，诸医家不断发现、总结、完善，从临床诊治走向民间养生，石斛（枫斗）代茶饮的用法更日趋生活化了……

清代再延续到民国，"龙头凤尾"作为霍山石斛（霍斗）的形象与标志，早在1936年，民间就有此叫法了。进一步再梳理20世纪30年代到70年代有关文献中提到的霍斗或耳环石斛的图影资料，我们明白了，由于野生霍山石斛的稀缺，真正的霍斗一直也不多见；由于传统道地野生石斛长得并不长，只有采用一根完整的野生霍山石斛或铁皮石斛肉质丰富的成熟茎，才能制成既有"龙头"，又有"凤尾"的枫斗，所以"龙头凤尾"自然成了约定俗成的上品枫斗的标志！主要以霍斗、铁皮斗为主，且以肥满、有香气、粉性足者质量为优！

当然，更需指出的是，图影资料，只见外形，并没有告知"龙头凤尾"完整的制作工艺，尤其在20世纪50年代以前，药材的炮制技艺应属于各大老药号的机密，不会随意公开。因此，摸索并恢复霍山石斛"龙头凤尾"的制作技艺，不仅需要将霍山石斛种植成功，还需要详尽反复摸索技艺的完整工艺流程，无论从哪个角度，都需要付出艰辛的努力！

霍山县何云峙老先生从20世纪70年代起就开始寻找、守护霍山石斛，在当地政府高度重视下，与科研单位紧密合作，随着20世纪80年代野生改家种的成功，老先生通过不断摸索，重现了失传已久的霍斗制作技艺，有功于当代，造福于后人！石斛炮制技艺于2010年7月被录入安徽省省级非物质文化遗产名录，当属实至名归！何祥林，霍山石斛炮制技艺代表性传承人，不但认真地接受了其父何云峙对石斛的培育、炮制技艺的指导，还积极开展霍山石斛栽培、炮制技艺的传授培训，造福乡里，深受群众的喜爱。

因此，此次当何祥林提出，大家再一起全面整理、总结非物质文化遗产"霍山石斛炮制技艺"，笔者深为赞同！编撰本书的立意，就在于首次全面梳理并真实记录霍山石斛（霍斗、龙头凤尾）的历史演变、炮制传承、制作工艺、鉴识特征、功效应用等，展示一味中药承载的一段中医药文化的传奇历史！从最初的起源到濒临绝迹，再到受到保护发展，直至进入2020版《中华人民共和国药典》，笔者有幸参与其中，深知多少人为之付出的艰辛努力，更期待后来者守正以创新！

文以载道，责须担负，与著名石斛前辈顺老、祥林，我们2015年、2016年已经有了整理出版《中华仙草 霍山石斛》《中华枫斗》的经验，大家已经非常默契，本次也各自梳理承担自己熟悉的内容，合作无间。其中祥林、家轩主要负责编写了第七、八章霍山石斛炮制技艺的核心内容，以及第十二章的大事记；顺老负责承担了第五、十一章的内容，以及全面指导；魏刚研究员主要完成了一、二、三、四、六、九、十章。一家之言，当有不足之处，也真心期待读者的批评指正。

在此，衷心致敬历代前辈先贤，汉代或更早以前没有留名的给石斛命名的乡野智者，华佗、雷敩、陶弘景、孙思邈、朱丹溪、李时珍、叶天士、赵学敏等历代大家，或悉心临床实践，或著书立说，为我们留下了宝贵的非物质文化遗产！读其书，心还在！中医药使我民族生生不息……文化自信、民族自信油然而生！霍山石斛2 000多年的文化传承仅是其中的一个缩影，盛世出石斛，感恩这个时代，更祝福未来！

最后，更衷心期盼霍山石斛重返六安山谷、水傍石上，绿水青山间，悠然生长……

魏 刚

2021年8月

目 录

第一章　珍稀的霍山石斛　/001

一、生六安山谷，水傍石上　/002

二、本山搜剔已空　/003

三、珍稀的野生霍山石斛真影　/007

第二章　霍山石斛2 000多年的文化传承　/009

一、石斛首出六安——中华医药历史发展的必然　/010

二、霍山石斛的命运和中华历史的演变　/011

三、霍山石斛的兴盛——唐代　/012

四、霍山石斛的转折——宋代　/014

五、霍山石斛的低谷——明代　/014

六、霍山石斛的重振——清代　/015

七、霍山石斛的历史悠久与中医药文化遗产　/017

八、霍山石斛的道地与珍稀　/017

九、枫斗起源于霍山石斛　/018

第三章　石斛炮制传承与代茶饮的历史演变　/019

第一节　石斛炮制传承　/020

一、《雷公炮炙论》——明代前石斛的主流炮制方法　/020

二、《本草纲目》——入补药乃效　/021

三、石斛炮制之传承　/022

第二节　石斛代茶饮的历史演变　/022

一、《丹溪心法》——补脾清肺甚妙　/023

二、《本草纲目》——水煎代茶饮　/023

三、《本草经疏》——泡汤代茶，顿健足力　/024

四、从石斛蒸制到霍斗炒制的时代转变 /025

五、《诸药出处》——六安州出产名茶斗 /027

六、石斛代茶饮的历史演变 /027

第四章 近代霍斗图影寻踪 /029

一、《药性字典》——霍山石斛亦号枫斗 /030

二、《中国药物标本图影》——自然卷曲的霍斗 /031

三、《申报》——霍山枫斗、藿（霍）山绿毛枫斗 /031

四、1959年《中药学》——绿毛枫斗 /033

五、1959年《中药材手册》——耳环石斛 /033

六、1961年《中药志》——耳环石斛 /034

七、20世纪60年代的霍斗、枫斗的种类 /034

八、《中药大辞典》——耳环石斛 /035

第五章 霍山石斛原植物 /037

一、霍山石斛原植物 /038

二、霍山石斛解剖图与显微组织图 /039

第六章 霍山石斛的濒危保护与发展 /043

一、霍山石斛的濒危 /044

二、霍山石斛野生改家种 /044

三、霍山石斛的命名 /046

四、霍山石斛仿野生种植成功 /048

五、霍山石斛、霍斗进入2020版《中华人民共和国药典》 /049

六、霍山石斛发展再建议 /051

第七章 非物质文化遗产——霍山石斛炮制技艺 /053

一、省级非物质文化遗产——石斛炮制技艺证书 /054

二、省级非物质文化遗产批准名录 /055

三、省级非物质文化遗产传承谱系 /055

第八章 霍斗炮制技艺工艺流程 /061

一、采摘 /062

二、去杂理条 /062

三、炒制（杀青） /063

四、揉搓去鞘 /063

五、摊晾 /064

六、清洗 /064

七、绕条、加箍 /064

八、烘焙、紧坯定型 /065

九、放坯 /065

十、去箍（龙须草） /065

十一、复火烘干 /065

十二、分级（龙头凤尾） /066

第九章 龙头凤尾的形成与鉴识 /067

一、龙头凤尾首现1936年 /068

二、龙头凤尾的定义 /068

三、霍斗龙头凤尾的形成 /070

四、霍斗与霍山铁皮斗、铜皮斗的鉴识 /071

第十章 霍山石斛（霍斗）的功效与应用 /073

第一节 霍山石斛（霍斗）的主要功效 /074

一、主要功效依据 /074

二、霍山石斛古代（汉、唐、宋）功效梳理 /075

三、霍山石斛——《本草纲目拾遗》功效要点 /076

四、《本草撮要类编》首载"环石斛"与"鲜石斛"的功效特点 /077

五、张山雷《本草正义》霍山石斛功效特点 /078

第二节　霍山石斛（霍斗）的应用　/078
　　一、梅兰芳耳环石斛护嗓音　/078
　　二、枫斗泡茶　/079
　　三、名医用枫斗　/080
　　四、著名药号与枫斗　/087

第十一章　霍斗简易良方　/089

　　一、治各种阴虚证　/090
　　二、护嗓清音、养颜　/091
　　三、治眼疾　/091
　　四、治腰膝酸痛　/092
　　五、增强免疫力、肿瘤辅助治疗　/092
　　六、高血压辅助治疗　/093
　　七、消渴证（糖尿病）辅助治疗　/093

第十二章　霍山石斛大事记（1950—2020年）　/095

参考文献　/099

第一章 珍稀的霍山石斛

龙头凤尾

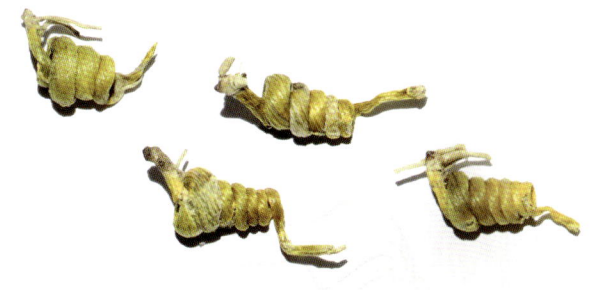

一、生六安山谷,水傍石上

1. 《神农本草经》——生山谷

《神农本草经》,是中国现存最早的一部药学专著。一般认为《神农本草经》为汉代之作品,非一人之手笔,是集体所创作,出自汉代本草官之手,而托名于神农。《神农本草经》原本早已散佚。现所见者,大都从《证类本草》等书所引用的《神农本草经》内容而辑成。现存最早的辑本为明代卢复辑《神农本经》(1616年),流传较广的是清代孙星衍、孙冯翼辑《神农本草经》(1799年),见图1-1等(见图1-1中红色竖线标注的文字)。

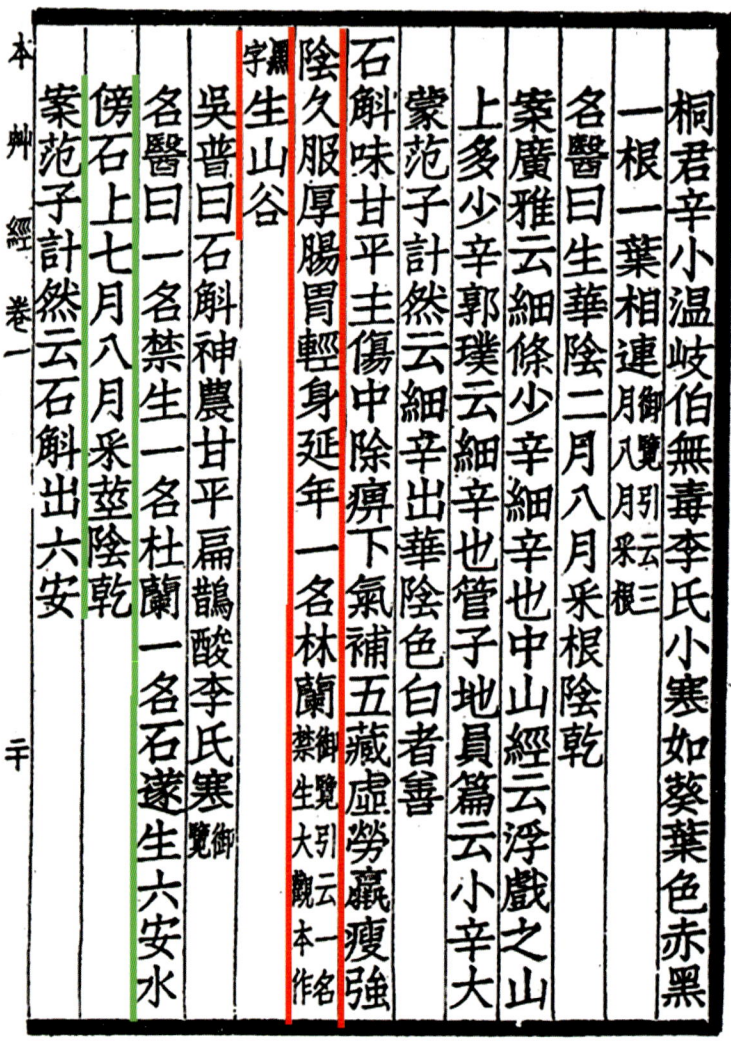

图1-1　孙星衍、孙冯翼辑《神农本草经》石斛

2. 《名医别录》——生六安,水傍石上

《名医别录》,旧题陶弘景撰,是继《神农本草经》之后,有重要本草文献学价值的著作,收录了3世纪,汉代至魏晋时期名医在《神农本草经》中增附的资料,是这一时期临床用药经验的总

结。但这些医家都未能留下姓名，故学者称这种最早的《神农本草经》注本为《名医别录》。所谓"别录"，是指在《神农本草经》原著以外的文字，而"名医"一称也说明了并非成自一人之手（见图1-1中绿色竖线标注的文字）。

由图1-1明显可见，《神农本草经》中石斛产地为"生山谷"，到了《名医别录》才第一次明确石斛"生六安，水傍石上"。

根据《名医别录》的记载，2015年起我们开展了多次实地考察，六安山谷，见图1-2至图1-5，确实山清水秀，乃良药生长之地！高山深谷，石壁远眺，仙草难寻！

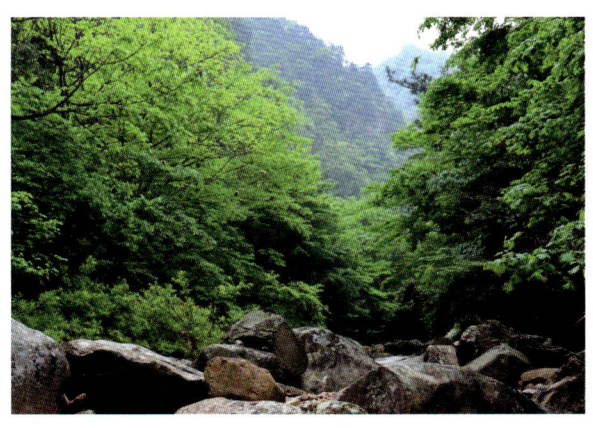

图1-2　六安山谷（一）　　　　　　　　图1-3　六安山谷（二）

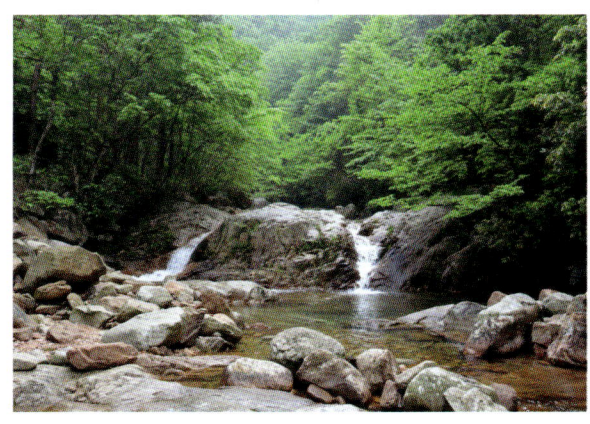
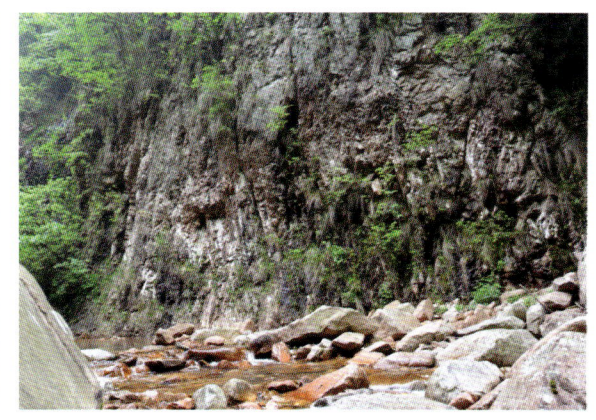

图1-4　六安山谷之水　　　　　　　　图1-5　六安山谷，水傍石上

二、本山搜剔已空

1. 清·乾隆《霍山县志》——本山搜剔已空

有道仙草难寻，当为何由？埋头搜据查证，清·乾隆四十一年（1776年）的《霍山县志》居然和盘托出，且看其记载："药品，山中药味多不胜载，姑举其著者，则草本以石斛为最。因采购者众，本山搜剔已空。今之鬻于市者，率由襄邓诸山贩载而来，居霍之名耳！"见图1-6。

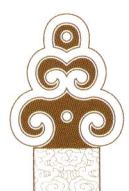

图1-6 《霍山县志》清·乾隆四十一年（1776年）

读到这里，笔者不禁失笑，原来200年前，霍山本地石斛已经"本山搜剔已空"，难以寻觅，何况200年后的我们，如何容易寻得？

霍山本地药以石斛最为著名，康乾盛世，不仅江南名医大量使用，因此"采购者众"，何况赵学敏在《本草纲目拾遗》（1765年）里有载："近年江南北盛行之，有不给。"由此看来，乾隆四十一年《霍山县志》与《本草纲目拾遗》的记载倒是对应得上。

"今之鬻（卖）于市者，率由襄邓诸山贩载而来，居霍之名耳！"其实一直延续到近代，真正的霍山石斛应该都很少，大多冒名顶替而已！

2. 如何搜剔——《本草经解要》中霍山石斛峭壁采摘的最早记载

《本草经解要》四卷附余一卷，清·雍正二年（1724年）梁溪（今无锡）姚球撰，六安本地人杨友敬在书后增添了看似不经意的几条"附余"考证，未曾料想为"霍山石斛"留下了许多珍贵的历史资料。且其刊出时间在1724年，尚早于赵学敏《本草纲目拾遗》（1765年）。《本草经解要》中石斛"附余"考证内容如图1-7。

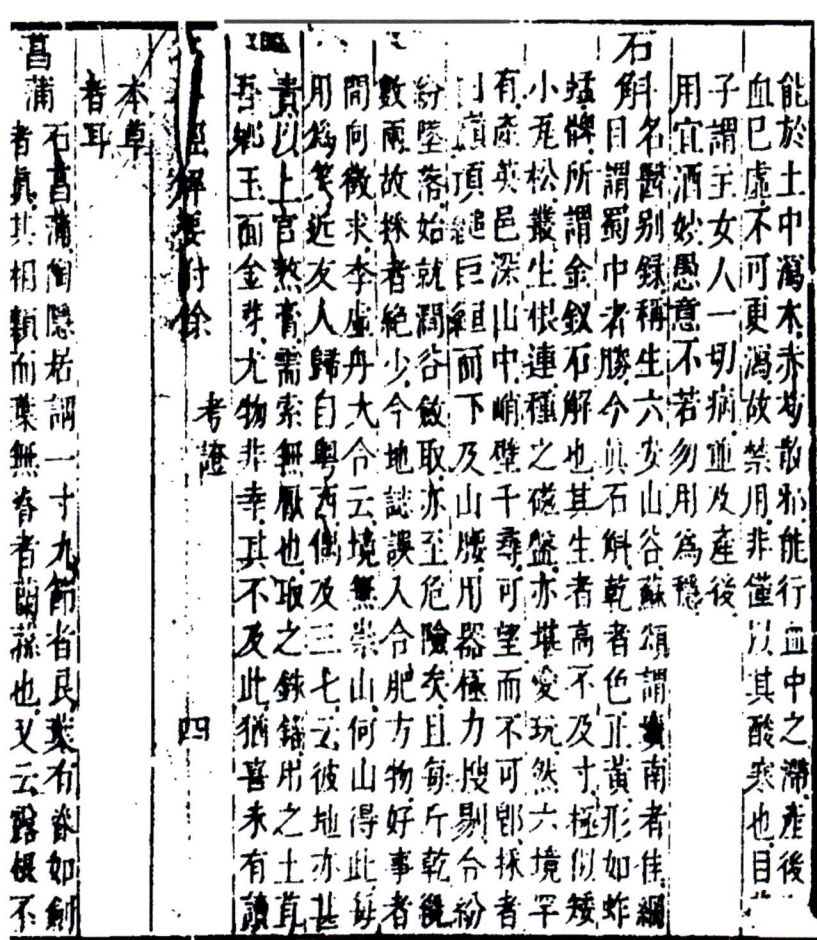

图1-7 《本草经解要》 清·雍正二年（1724年） 王从龙刻本

从六安本地人杨友敬的记载来看，信息量非常丰富：

（1）霍山石斛为真石斛，"今真石斛，干者色正黄；形如蚱蜢髀，所谓金钗石斛也"。

（2）霍山石斛生品的长短与生态："其生者高不及寸，极似矮小瓦松。丛生根连，种之磁盘，亦堪爱玩。"

（3）真正产地，"然六境罕有，产英邑深山中，峭壁千寻，可望而不可即"。英邑，即英山县。这里需要特别指出，英山县在明、清时期多属六安州管辖。民国二十一年（1932年）十一月才划归湖北省。霍山县与英山县相连，"英邑深山"应统指大别山深山腹地。

（4）如何搜剔？具体采摘的方式，"采者自巅顶绳巨绳而下及山腰。用器极力搜剔，令纷纷堕落，始就涧谷捡取，亦至危险矣"（注释："绳"，用绳索拴住人或物从上往下放）。这是目前文献可见最早的石斛采摘记录，至今已有近300年的历史。当然，实际采摘历史时间应该会更久远，但六安本地人杨友敬熟知有关情况，使这一记载成为珍贵的霍山石斛采摘史料。

（5）采摘的数量、鲜品与干品的折算，"且每斤*干才数两，故采者绝少"。由此可见，即使在近300年前，霍山石斛的采摘量也不大。

（6）对方志记载"石斛产合肥"的修正，如《大明一统志》就记载"庐州府土产，石斛合肥

---

*本书涉及旧制剂量单位，因时代不同，换算关系不同，故不作换算，仅作参考之用。

县出"。1684年康熙《江南通志》中庐州府"石斛,产合肥深山中"。此处杨友敬特指出"今地志误入合肥方物。好事者间向征求,李虚舟大令云:境无崇山,何由得此?每用为笑。"可见霍山石斛产自深山中,合肥仅作为药材集散地而已。

(7)霍山石斛的价格古时已贵:"近友人归自粤西,偶及三七。云彼地亦甚贵,以上官熬膏,需索无厌也。"

(8)作者显露出对霍山石斛的珍稀之意,先是谴责官员的不珍惜,"取之铢锱,用之土苴",后是庆幸部分本地人未熟读《本草》(《神农本草经》),"犹喜未有读《本草》者耳",尚不知石斛之珍贵,使之免于遭到不幸的掠夺。

由以上分析可见,六安本地人杨友敬熟知当地霍山石斛的情况,因此才在《本草经解要》刊行之时,在"附余"考证中详细记录了霍山石斛的有关史料。实是对霍山石斛有功之人也!

3. 清·光绪《霍山县志》——石斛则又搜求殆尽,寥寥如晨星矣

到了清·光绪三十一年(1905年)的《霍山县志》更直接形容"石斛则又搜求殆尽,寥寥如晨星矣",如图1-8,可见霍山石斛在当地一直也是稀缺之物,仿如早晨的星星一样,寥寥无几,难以寻觅!笔者想,清·光绪《霍山县志》的修订者还真是少见的在县志中对药材有感情之人啊!

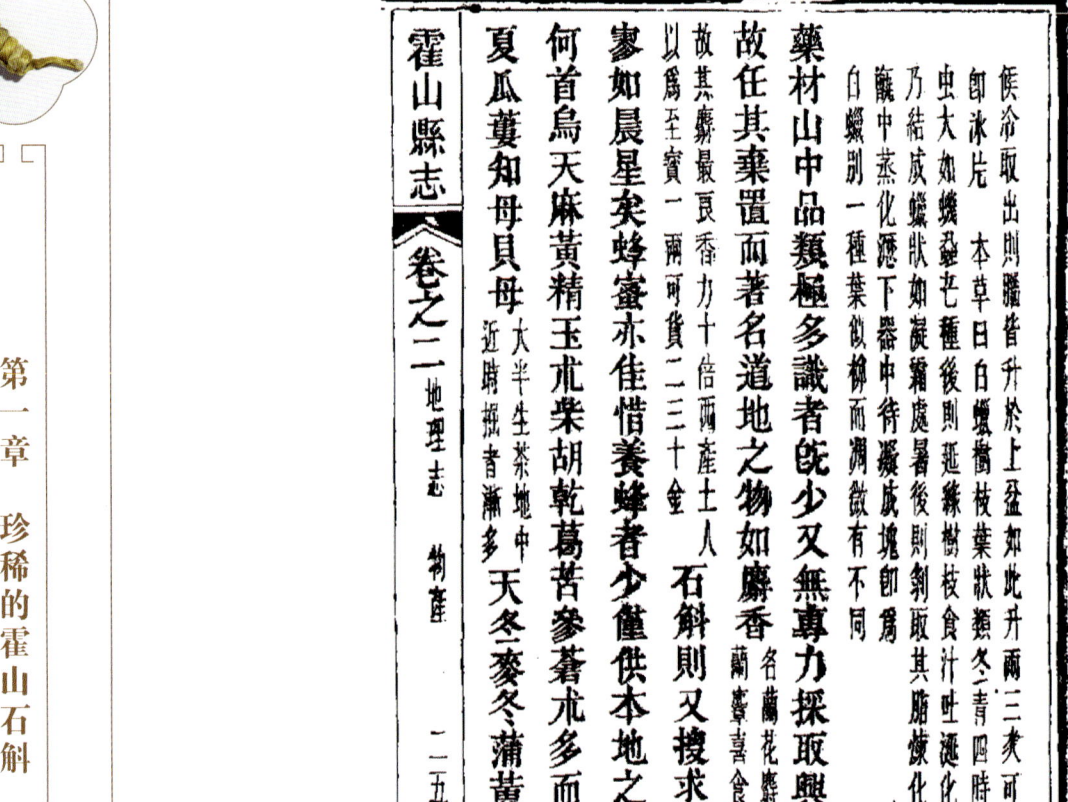

图1-8 《霍山县志》清·光绪三十一年(1905年)

三、珍稀的野生霍山石斛真影

2015年，笔者受邀编撰《中华仙草 霍山石斛》专著，查遍文献，竟未寻得野生霍山石斛的清晰图影，笔者因此对霍山县有关领导提出来，一定要拍摄到野生霍山石斛的清晰身影，流传后世。大家一拍即合，于2015年5月，魏刚"石斛求真"研究团队带着摄影器材，在当地领导、何祥林等带领下，一起去高山探那一个他们已知的唯一保存仍非常好的仙草居群，留真影！见图1-9到图1-14。

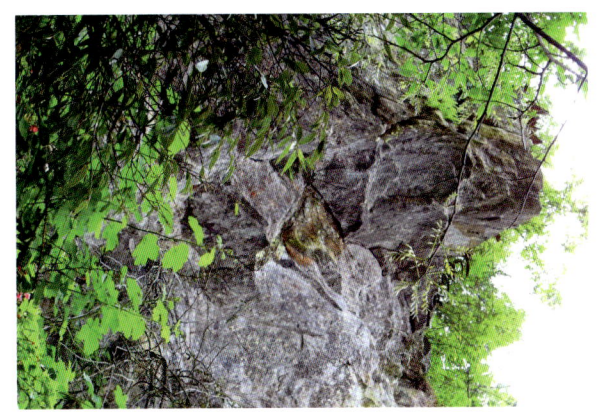

图1-9　仙草眺望

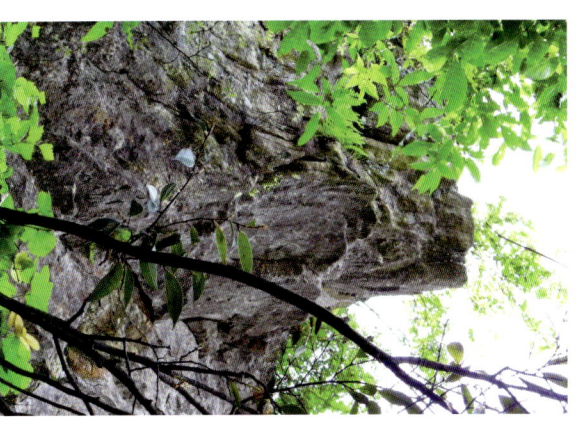

图1-10　仙草露真影

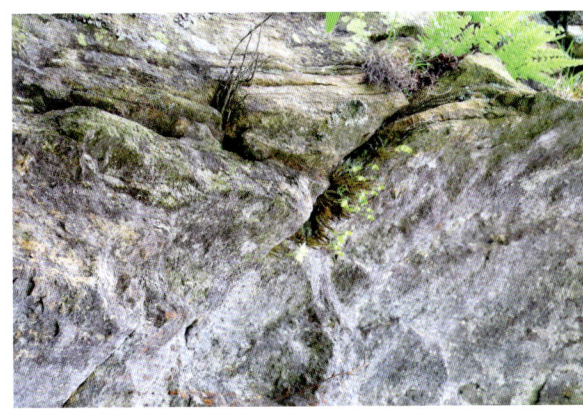

图1-11　仙草生境

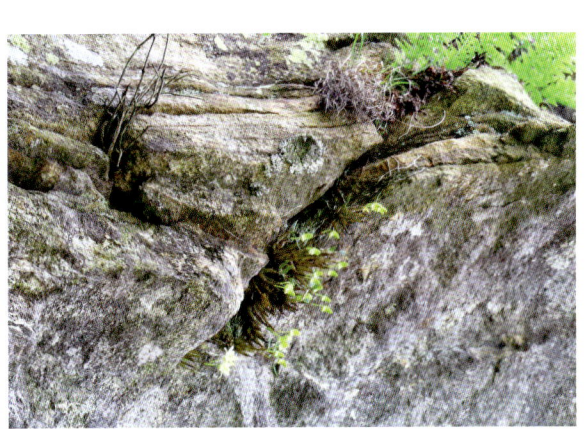

图1-12　仙草身份　开白花

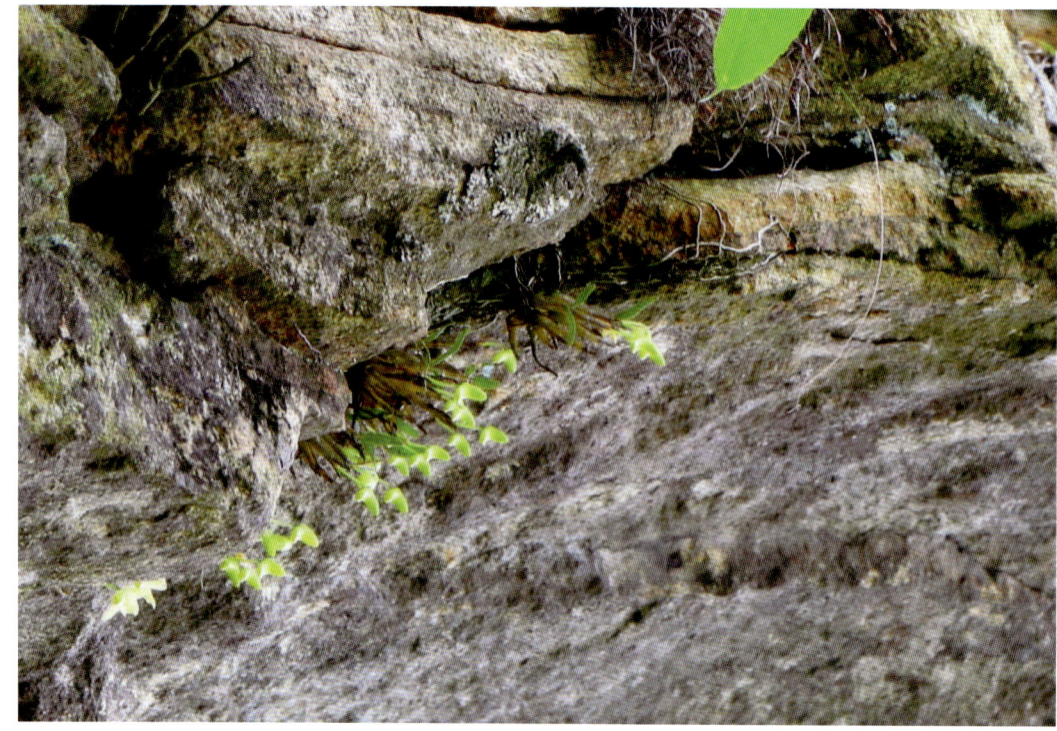

图1-13 仙草居群 自然朝向照

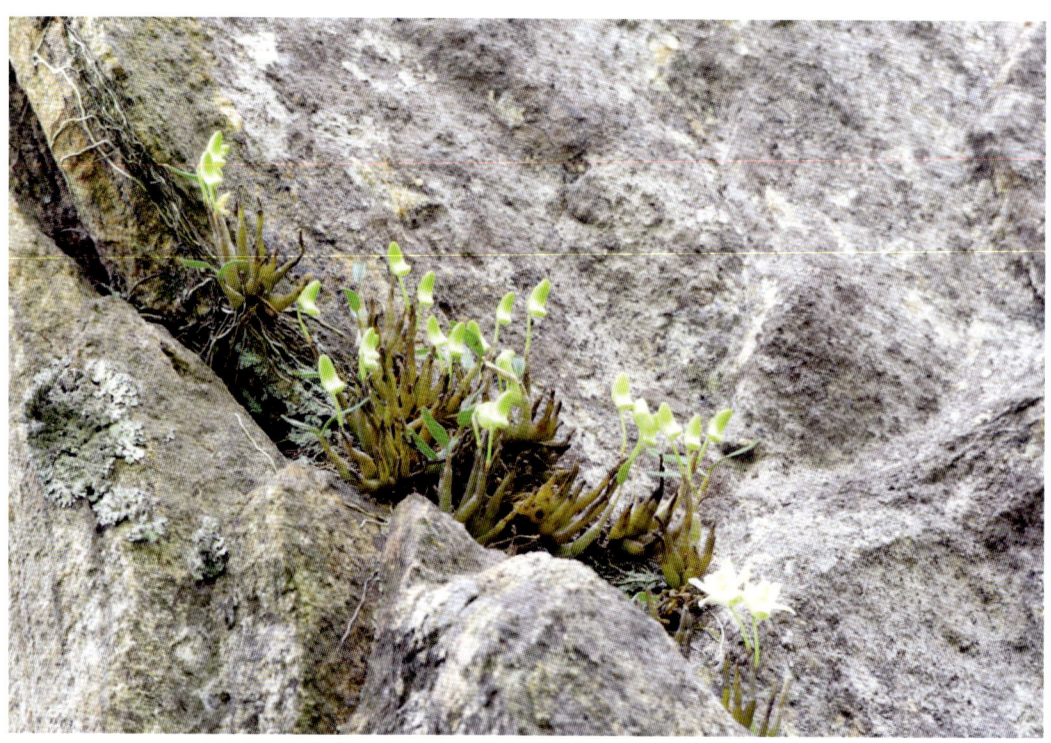

图1-14 仙草居群 清晰的群落照

注：图1-9至图1-14，由魏刚"石斛求真"研究团队摄影。

第二章 霍山石斛 2000多年的文化传承

龙头凤尾

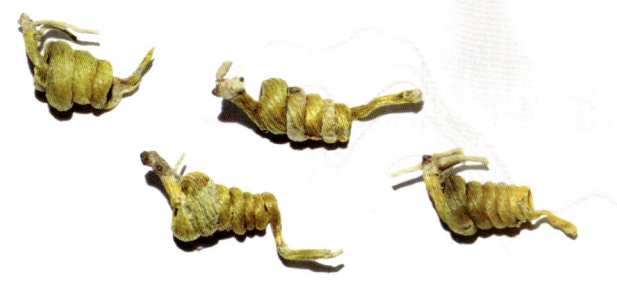

如果说石斛是养生仙草,那么霍山石斛就是仙草皇冠上最闪亮的一颗明珠!如果说有什么仙草随着中华养生文化跌宕起伏,可称之为养生瑰宝,那就是霍山石斛!

中华文明,源远流长。华夏文化,始兴于中原。春秋战国,汉唐融合,黄河流域,跌宕起伏。文明之兴,医药之始也。霍山,一名衡山,一名天柱山,古南岳也。北方之南也!

古有"泰伯逃吴而衡山采药"之传说。泰伯何许人也?泰伯(一作太伯),商末岐山周太王长子,吴国第一代君主。太王欲传位季历及其子昌,昌即周文王(前1152—前1056年)。泰伯知父意即与弟仲雍以采药为名出走。有此传说,孔子以至德表之。东晋名医、著名道教理论家葛洪在《抱朴子内篇》中亦提到:"又按仙经,可以精思合作仙药者,有华山、泰山、霍山、恒山……"可见霍山出产良药古已闻名。

一、石斛首出六安——中华医药历史发展的必然

石斛,《神农本草经》始见,上品。然《神农本草经》成书时间尚无定论,《名医别录》载石斛"生六安,水傍石上"却是公认。唐高宗问道:《本草》《别录》何为而二?《新唐书·于志宁传》中记载,于志宁回答说:《别录》者,魏、晋以来吴普、李当之所记,其言华叶形色,佐使相须,附经为说,故弘景合而录之。

吴普、李当之,三国名医华佗之弟子也。华佗,安徽亳州人。师徒在黄淮平原广为行医,吴普、李当之皆著有本草著作传世,极有可能将石斛"生六安"附录于《神农本草经》之后。何况在西汉,《范子计然》中已有载:石斛出六安。显示石斛作为药材,当时就以六安国出产而闻知。

六安国,公元前121年始称六安。如果从西汉的《范子计然》算起,六安石斛应有2 000年以上的药用历史;即使按《名医别录》计,六安石斛也有1 700年以上的药用历史,可谓悠久。其实现在回头再看,从石斛在自然界分布的北部边缘,大别山(霍山)的地理位置,以及黄河流域、中原地区主流社会的医药发展来看,石斛首"出六安"其实是中华医药历史发展的必然。

淮河与秦岭山脉构成我国南北分界线,霍山县地处大别山腹地,正处在我国南北分水岭。野生霍山石斛生长在大别山区,由于经历的冬季时间较长,为适应当地的气候生境,长得比较短小圆润,中部膨大而鼓,从形状上与古代的量器"斛"更为相像。《神农本草经》成书于汉代,而那个时期中原地区,尤其淮南地区的古人见到野生石斛形似"长在石壁上"的"斛",因此称之为"石斛",这极有可能就是"石斛"二字的真正起源。由此可见,"石斛"之初始命名与霍山石斛有着密切的关系。霍山石斛,石斛初始之用也!

《重修政和经史证类备用本草》张存惠晦明轩刻本(1249年)载石斛"生六安山谷,水傍石上"(图2-1)。

图2-1 《重修政和经史证类备用本草》张存惠晦明轩刻本（1249年）

二、霍山石斛的命运和中华历史的演变

霍山石斛的命运其实一直和中华历史的演变紧密联系在一起。黄河流域、广大的中原地区，从中华文明诞生一直到北宋，大部分时间里都是政治、经济、文化的中心。而这个中心在历史上主要发生了三次转移：

（1）西晋永嘉之乱后五胡乱华，统治者衣冠南渡，中国历史进入南北朝时期。

（2）唐朝中后期的安史之乱后，大量中原人向南方迁移。

（3）北宋末年，金军攻入汴京，史称靖康之变，之后南宋移都临安（今杭州）。

我们发现，其实石斛使用的中心区域和品种演变均与经济、文化以及医学中心的转移息息相关。

（1）汉代首提石斛"生六安，水傍石上"，此时的中心当在中原，自当以霍山石斛应用为先。

（2）西晋永嘉之乱后五胡乱华，中心第一次南移，中国历史进入南北朝时期。此后南北朝梁代的陶弘景整理编著了《本草经集注》（492—500年），并首次提到"今用石斛出始兴"等南方使用铁皮石斛的历史。

（3）唐代大一统，直到北宋，此时的中心仍回到北方中原，所以淮南地区进贡石斛的占比在75%以上，岭南道也有进贡。但显而易见，此时的北方使用应以霍山石斛为主，铁皮石斛等为辅。

（4）南宋（1127－1279年）迁都临安（今杭州），中心再转移到江南，此后石斛的使用逐渐转移到使用南方的铁皮石斛等为主，北宋《本草图经》（1061年）载石斛"以广南者为佳"，到了明代中后期"近以温台为贵"。

（5）当南方铁皮石斛的野生资源也近消耗殆尽之时，金钗花（川石斛、金石斛）便填补了空白，加之李时珍撰《本草纲目》（1578年）等的推动，金钗花在明清大量使用。

中华历史的演变促进了仙草的变化，在各种变化中，不变的是主流仍认同以霍山石斛、铁皮石斛为贵，两者以补虚为主，金钗花以清虚热为要。

三、霍山石斛的兴盛——唐代

南北朝梁代，陶弘景编撰《本草经集注》《名医别录》。对石斛，他最后总结一句"世方最以补虚，治脚膝"，乃功效点睛之笔！石斛如何治病？药王孙思邈之《备急千金要方》《千金翼方》（图2-2）全面总结唐代及以前的医药精华，石斛用方也不例外，千金方何止千金！

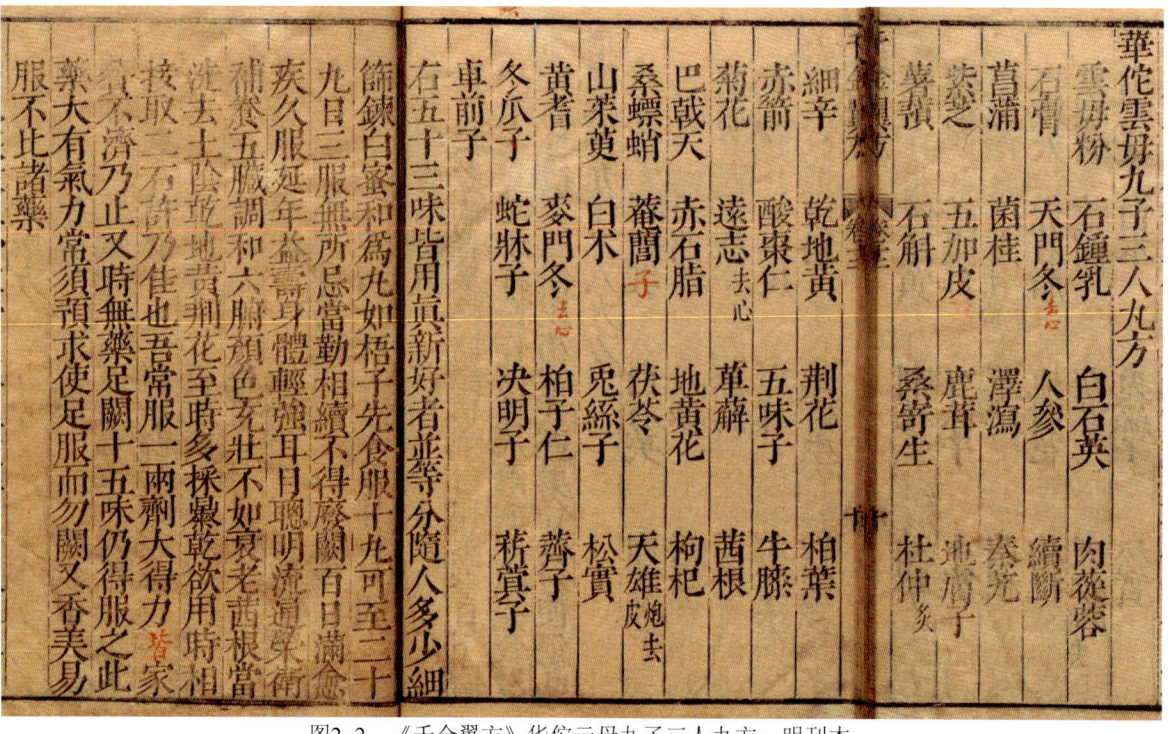

图2-2 《千金翼方》华佗云母九子三人丸方 明刊本

研究霍山石斛为什么要特别关注唐代？唐《通典》（801年）记载，淮南道年贡石斛230余斤（其中寿春郡（寿州）生石斛50斤，霍山时属寿州），而当时全国一年石斛的总进贡量约300斤，由此可以推算淮南道年贡石斛占有率在75%以上，说明大别山地区是唐代最大的石斛道地主产区（图2-3）。

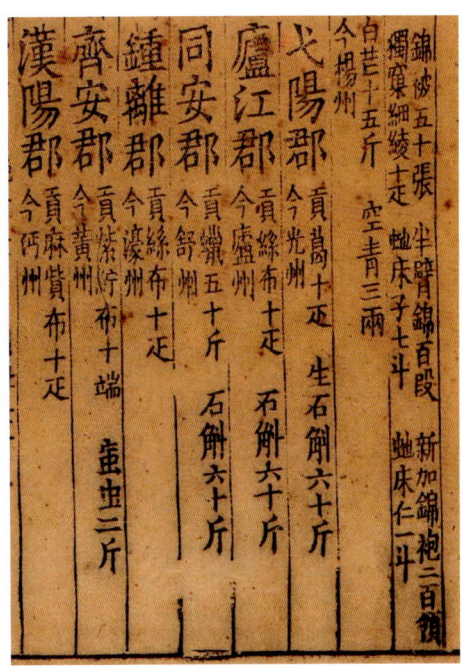
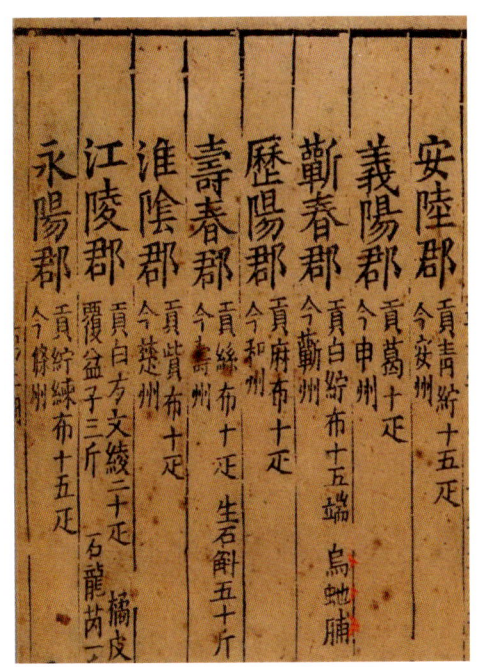

图2-3 《通典》淮南道贡石斛 唐杜佑编撰 北宋刊本

年约300斤的进贡量，同时也说明宫廷的需求量很大，这一点结合唐代著名方书《备急千金要方》《外台秘要》等大量含石斛的组方也可窥知一二。甚至在《外台秘要》（752年）中，有药方明确标示"六安石斛"，显示霍山石斛在唐代已得到道地认同（图2-4）。

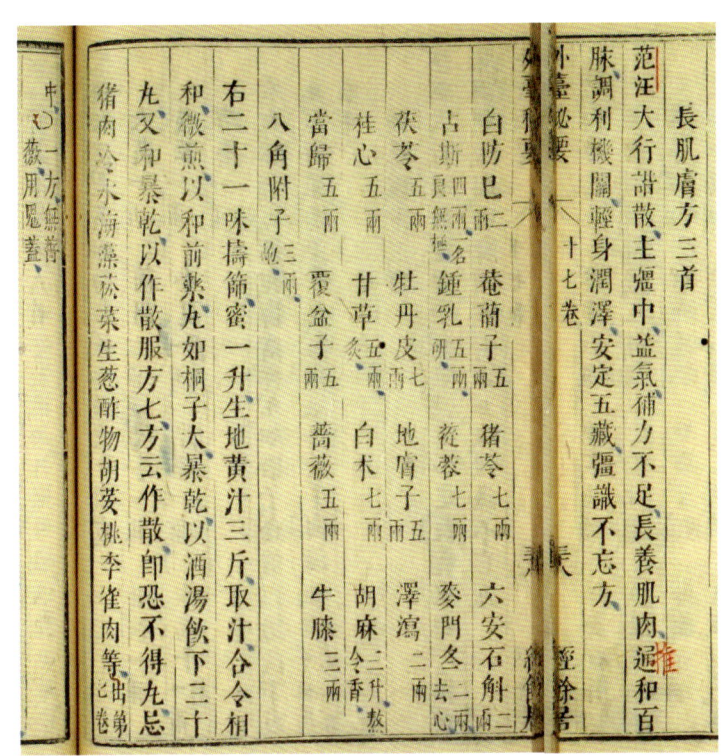

图2-4 《外台秘要》六安石斛 明·程衍道重校本

四、霍山石斛的转折——宋代

宋朝元丰年间,《元丰九域志》记载,大别山的石斛进贡量为40余斤(其中寿州10斤),而全国总进贡量为52斤,由此可以推算大别山年贡石斛占有率还在75%以上,说明大别山地区当时仍然是石斛的最大道地主产区。1079年,宋代派出庞大医疗团到高丽为文宗治病,并赠送名贵药材100种。其中,就包括"寿州石斛"。可见宋代的"寿州石斛"延续了唐代"六安石斛"的风采(图2-5)。

但同时必须指出,由唐代的年230余斤,到宋代的年40余斤,仅是前量的17%左右,应该说唐、宋以来一直大规模地使用,霍山石斛野生资源的减少是必然的。而到了南宋后期,南宋高层人士感慨"药谱知曾有,诗题得未尝",似显示当时真的石斛药材已经非常少见了。这是霍山石斛历史上第一个缺失期。

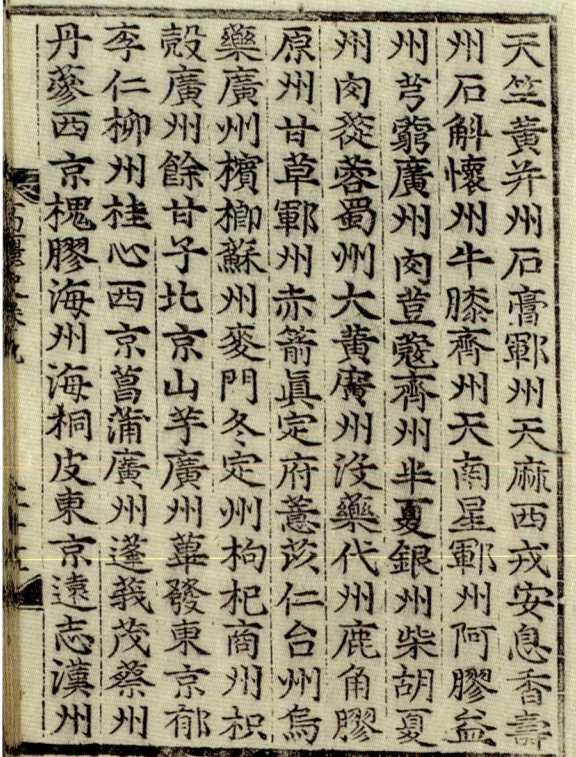

图2-5 《高丽史》郑麟趾等1451年撰修 寿州石斛

五、霍山石斛的低谷——明代

经历了唐、宋大规模的使用,低谷是必然的。新安医学的代表人物之一,安徽本地新安祁门人陈嘉谟在其1565年编著的《本草蒙筌》中提到石斛:"多产六安(州名,属南直隶),亦生两广(广东、广西)……石斛有效难寻,木斛无功易得。卖家多采易者代充,不可不预防尔。"可见经过大规模的应用,真的霍山石斛已经比较少见了(图2-6)。

到明·嘉靖二十九年(1550年)的《寿州志》,以及明·万历十二年《六安州志》(1584

年），寿州、六安两地药局众多药材中皆无石斛之踪影，显示霍山石斛之野生资源又一次消耗殆尽。这是霍山石斛历史上第二个缺失期。

明·李时珍《本草纲目》成书于1578年，而此时真正的霍山石斛（甚至包括两广、温台二州的铁皮石斛）已难得一见，无怪乎身处大别山南麓蕲州的李时珍在《本草纲目》一书中说“石斛名义未详”，对霍山石斛没有着笔，反而重点描述了金钗花，“川石斛、金石斛”因此在明清大行。

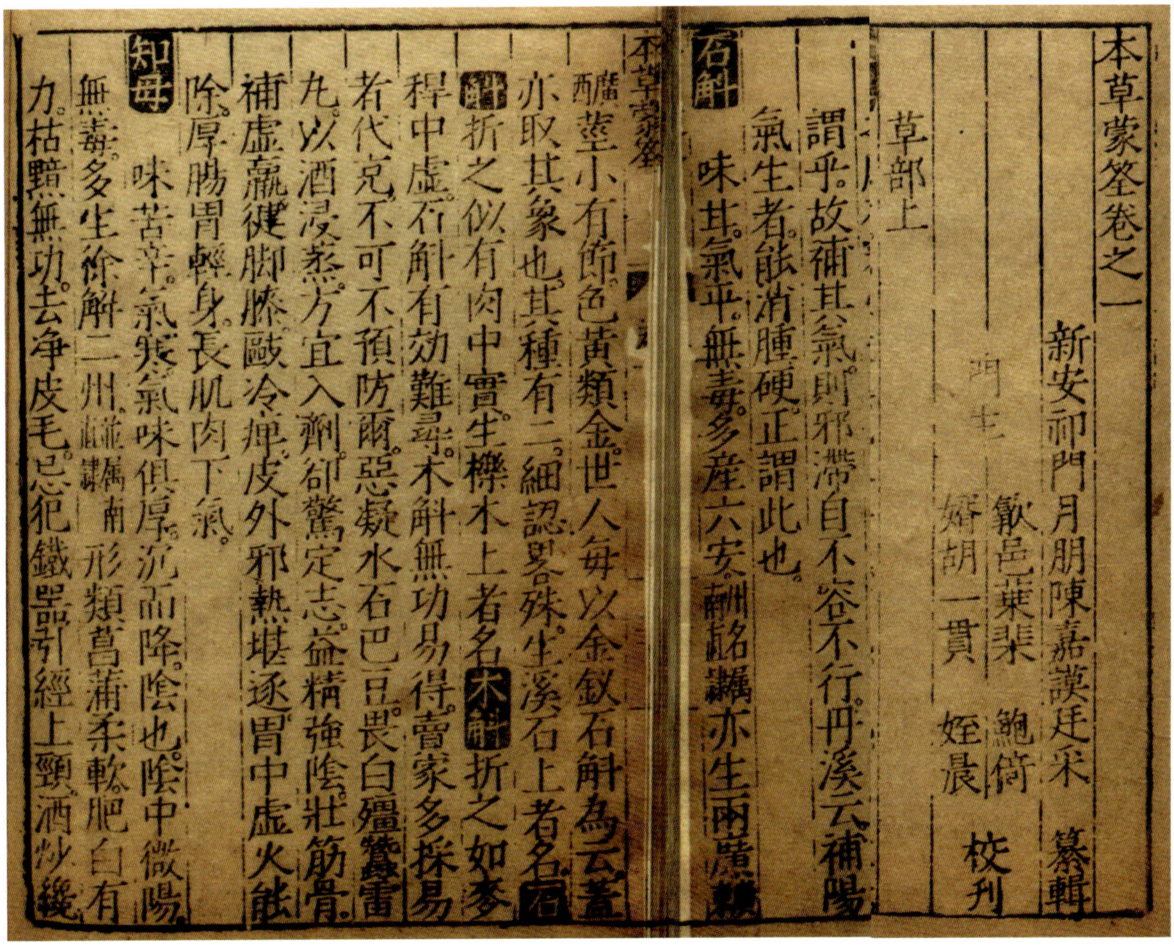
本草蒙筌卷之一
新安祁門月朋陳嘉謨廷采 纂輯
門生 歙邑葉棐 鮑倚
婿胡一貫 姪晨 校刊
草部上
謂乎故補其氣則邪滯自不容不行丹溪云補陽
氣生者能消腫硬正謂此也
石斛 味甘氣平無毒多産六安亦生兩廣
醃莖小有節色黃類金世人每以金釵石斛為云蓋
亦取其象也其種有二細認略殊生溪石上者名石斛
折之似有肉中實生櫟木上者名木斛折之如麥
稈中虛石斛有効難尋木斛無功易得賣家多採易
者代充不可不預防爾惡凝水石巴豆畏白殭蠶雷
丸以酒浸蒸方宜入劑卻驚定志益精強陰壯筋骨
補虛羸健脚膝驅冷痹皮外邪熱堪逐胃中虛火能
除厚腸胃輕身長肌肉下氣
知母 味苦辛氣寒氣味俱厚沉而降陰也陰中微陽
無毒多生徐解二州形類菖蒲柔軟肥白有
力枯黯無功去淨皮毛忌犯鐵器引經上頸酒炒幾

图2-6《本草蒙筌》明·嘉靖四十四年（1565年）

六、霍山石斛的重振——清代

清代最重要的医学著作当推赵学敏的《本草纲目拾遗》（1765年），该书集多家之言，提到霍石斛“出江南霍山……近年江南北盛行之”（图2-7），其弟赵学楷在《百草镜》中记载，“石斛近时有一种形短只寸许，细如灯芯，色青黄，咀之味微甘，有滑涎，系出六安州及颍州府霍山县，名霍山石斛，最佳”等。赵学敏在书中还特别记载了霍石斛“有成毬（球）者”，这是枫斗雏形的最早记载，可见枫斗的起源应来自霍山石斛。

此时，霍山石斛又回到了舞台中心。其实在赵学敏之前，六安本地人杨友敬在《本草经解要》（姚球撰，1724年刊行）中随考证数条，除了描述矮小等特点外，更首次讲到了如何采摘峭壁石斛。名医徐灵胎在1736年编撰的《神农本草经百种录》中也提到霍山石斛,其言:"石斛其说不一,出卢江六安者色青,长三二寸,如钗股,世谓之金钗石斛,折之有肉而实,咀之有腻涎黏齿,味甘淡,此为最佳。"还由于徐灵胎的影响极大,其著作流传到日本,日本学者铃木素行在《神农本经解故》中也引用了他对石斛的真伪判定之法。

恰好这一时期,江南名医叶天士(1666—1745年)、尤在泾(1650—1749年)等在临床实践中均有大量使用霍山石斛等的医案记载,且时间多在《本草纲目拾遗》(1765年)成书之前。

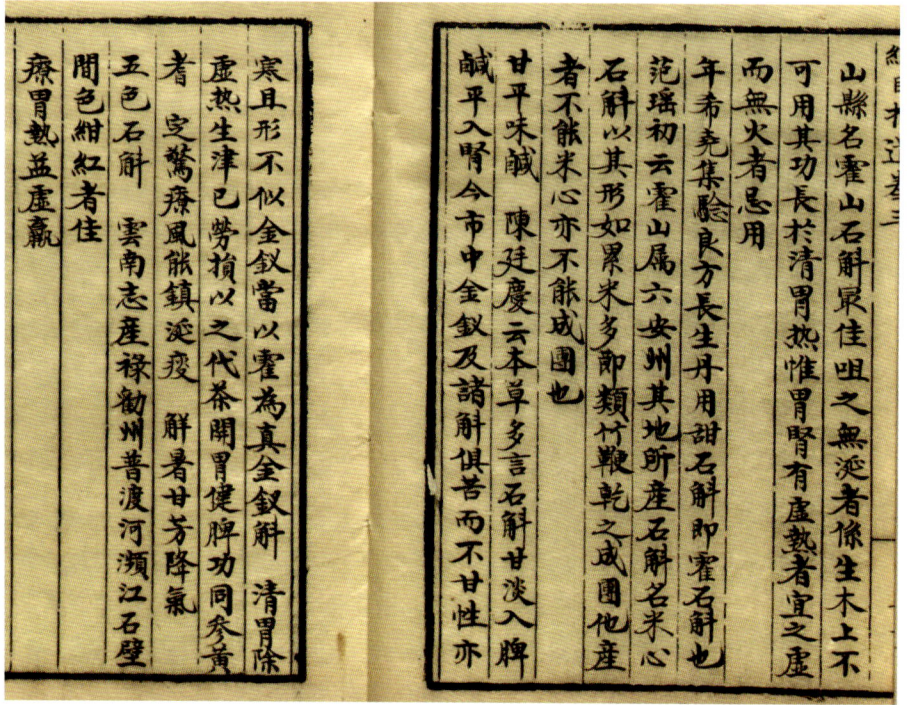

图2-7《本草纲目拾遗》清·乾隆三十年(1765年)

正是康乾盛世大量的使用，让霍山石斛的野生资源很快又消耗殆尽。清·乾隆四十一年（1776年）《霍山县志》又记载"因采购者众，本山搜剔已空"。这可以算是霍山石斛历史上的第三个缺失期。

当1765年赵学敏《本草纲目拾遗》出现之后的1842年清·道光年间由杨记《诸药出处》记载霍山石斛，同时更有意义的是记载了"霍（藿）斗"，并指出霍山石斛是道地药材。又过了36年，在清·光绪四年（1878年）《重修安徽通志》中石斛又现，庐州府（产合肥）、凤阳府（出寿州）、颍州府（亳产者良）、六安州（石斛霍山产者佳），霍山石斛仿佛又恢复了元气。但这一次，仿佛只是一个插曲，消失得更快。第四个缺失期很快来临，仅过了二三十年，到清·光绪三十一年（1905年）《霍山县志》更形容"石斛则又搜求殆尽，寥寥如晨星矣"。

七、霍山石斛的历史悠久与中医药文化遗产

回顾石斛的应用史，从西汉的《范子计然》石斛"出六安"，到《名医别录》石斛"生六安，水傍石上"，其后南北朝·陶弘景《本草经集注》、唐《新修本草》、宋《本草图经》到明·李时珍的《本草纲目》，均首先继承了以上提法，再言其他新的产地，显示了霍山石斛药用之悠久。直到清·赵学敏《本草纲目拾遗》对霍山石斛的全面总结，从而全面揭示历史上记载的六安石斛与霍山石斛一脉相承的密切关系。由此可见，在众多的石斛品种中，霍山石斛具备2 000多年的历史文化传承。虽然石斛应用史历经演变，但是这并没有对霍山石斛的历史地位造成影响，相反对霍山石斛的记载和描述越来越清晰，始终犹如一颗光彩夺目的养生明珠熠熠生辉，充分显示了霍山石斛历史之悠久。

《名医别录》中载石斛"生六安，水傍石上"，首次明确了石斛的产地和生境，与我们在霍山县境内发现的野生霍山石斛生长的环境基本一致。一直延续到清代六安本地人杨友敬对霍山石斛的详细考证，峭壁石斛采摘的最早记载，以及赵学敏《本草纲目拾遗》对霍山石斛的全面总结，可以看出，在历代石斛药材中，霍山石斛的历史记载最为全面、翔实，其历史文化最为深厚，确为珍贵的中医药文化遗产！

八、霍山石斛的道地与珍稀

自西汉石斛"出六安"以来，霍山石斛在唐代已大量应用，且占据主流地位，并延续到宋代，无疑是石斛药材中应用最早的道地品种。《神农本草经》将其列为上品，且大量进贡，足以显示其尊贵的地位。从唐代的"六安石斛"，到宋代的"寿州石斛"，再到清代明确称之为"霍山石斛"，其实是一脉相承，其道地性毋庸置疑。称之为"中华千年养生仙草"，确也名副其实（图2-8）。

历史的经验值得今人深思啊，珍惜优势野生资源，反哺大自然，才能顺应自然之道，造福后世子孙！让霍山石斛重返大自然，重返"六安山谷，水傍石上"，在绿水青山间悠然生长，是时代之责啊！

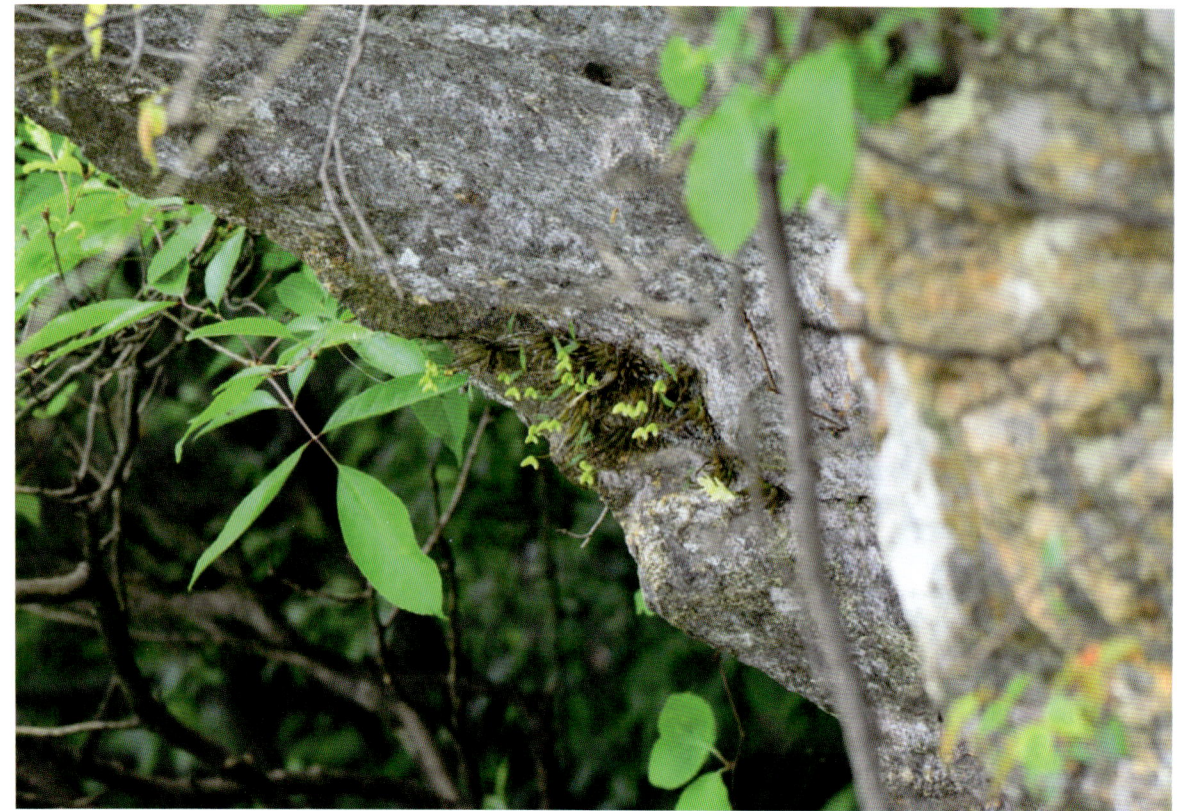

图2-8 野生霍山石斛 （2015.05魏刚"石斛求真"研究团队/摄）

九、枫斗起源于霍山石斛

清·赵学敏《本草纲目拾遗》中记载霍石斛"出江南霍山，形较钗斛细小，色黄而形曲不直，有成毬（球）者"，这里的"成毬（球）者"就是现今枫斗的雏形。霍山石斛原植物体形矮小，茎肉质丰富，因此新鲜石斛不易长期保存，而经过多道工序加工成"龙头凤尾"的霍斗，这就是智慧来自乡野的历史创举！

历代以来霍山石斛采摘殆尽，因此，民间药农寻找同类的石斛来加工枫斗，首选是两广和江浙一带肉质丰富的铁皮石斛，因此湮没了霍山石斛和霍斗的存在。因大量使用，铁皮石斛也渐稀少，而另采"近似种"肉质较差的铜皮石斛或黄草石斛等加工成了枫斗的代用品，所以形成今日之各类枫斗，如铜皮斗、水草斗、刚节斗等不一而足。但是霍山石斛、霍斗早已深入人心，且早已驰名中外！今天我们全面整理、翔实记录这一非物质文化遗产——霍山石斛炮制技艺的历史渊源、濒危情况、保护与发展，尤其首次翔实记录其完整工艺流程等就显得十分迫切和重要，具有重大的历史文化价值！

第三章 石斛炮制传承与代茶饮的历史演变

龙头凤尾

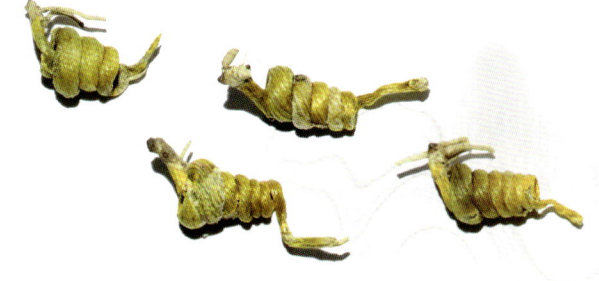

第一节 石斛炮制传承

一、《雷公炮炙论》——明代前石斛的主流炮制方法

《雷公炮炙论》，南北朝·刘宋（420—479年）药学家雷敩撰。不仅为南北朝及其以前的药物炮制经验的总结，而且也是世界上最早的制药学专著。其中收载了石斛古代的炮制方法，一直传承到明代。

《雷公炮炙论》："凡使，先去头、土了。用酒浸一宿，漉出，于日中曝干，却，用酥蒸，从巳至酉，却，徐徐焙干用。"

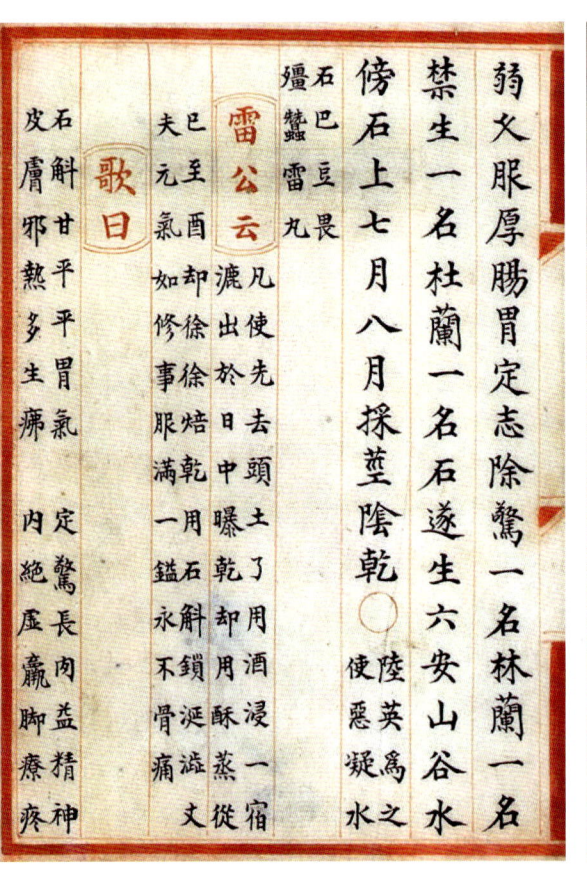
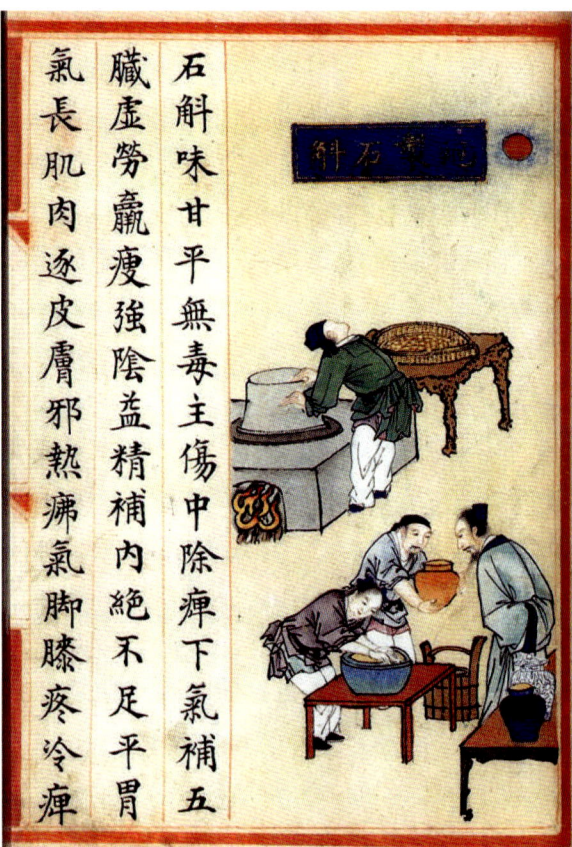

图3-1 《补遗雷公炮制便览》（1591年） 炮制石斛

十分难能可贵的是明代万历十九年（1591年）内府写彩绘稿本《补遗雷公炮制便览》形象地描绘了这一炮制画面，见图3-1。

（1）一人在蓝色的盆中清洗，把石斛的根去掉，土洗干净，"去头、土了"。

（2）一人捧着棕黄色的坛子，推测应该是酒坛，用于浸泡石斛，"用酒浸一宿，漉出"。旁边还有一长者仿佛在检查是否浸泡好了。

（3）右上角的太阳，提示"于日中曝干"，穿绿色衣服的药工右边，木桌上有一个圆形的竹簸箕，里面似还放着石斛。

（4）穿绿衣的药工看着日头，双手却放于蒸笼上，显示对火候的把握十分认真。"用酥蒸，从巳至酉"，从早上的九点开始蒸到下午的五点以后，8～10个小时，等冷却后，再"徐徐焙干用"。

二、《本草纲目》——入补药乃效

李时珍在《本草纲目》的"修治"项下，依然继承收载了《雷公炮炙论》中石斛的加工方法，如图3-2。但引人注目的是，时珍先生在最后补充了很关键的一句"入补药乃效"，这一点睛之句，显然时珍先生是想说，石斛依此法炮制的话，主要用于"补药"用途。

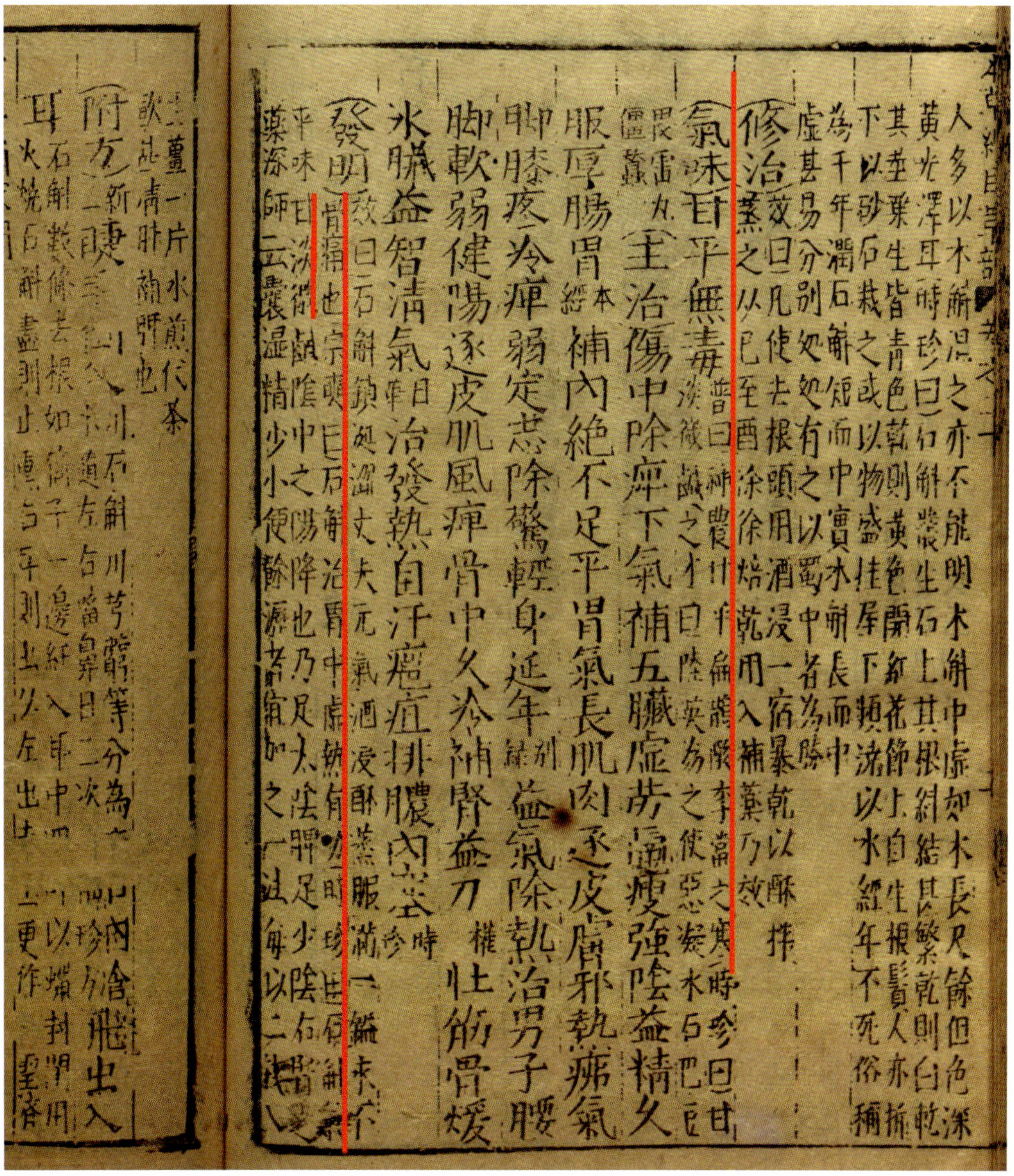

图3-2 《本草纲目》金陵初刊本（1590年） 石斛修治

三、石斛炮制之传承

从约479年雷敩编撰的《雷公炮炙论》,一直延续到1578年李时珍的《本草纲目》,一千多年间,其中还包括唐、宋时期具有国家药典性质的《新修本草》《本草图经》等,石斛炮制的主流方法基本保持不变:酒浸、酥蒸、焙干用。这样炮制的石斛,其用途陶弘景说"俗方最以补虚,疗脚膝",李时珍说"入补药乃效",参见表3-1。

表3-1 石斛炮制之传承

本草	作者	年份/世纪	炮制加工法
《名医别录》	陶弘景	3世纪	七月、八月采茎,阴干
《雷公炮炙论》	雷敩	约479	凡使,先去头、土了。用酒浸一宿,漉出,于日中曝干,却,用酥蒸,从巳至酉,却,徐徐焙干用
《本草经集注》	陶弘景	480—498	桑灰汤沃之,色如金,形似蚱蜢髀者为佳……俗方最以补虚,疗脚膝
《备急千金要方》	孙思邈	652	凡牛膝、石斛等,入汤、酒,拍碎用之;石斛入丸、散者,先以砧槌极打令碎,乃入臼,不尔捣不熟,入酒亦然
《新修本草》	苏敬等	657—659	作干石斛,先以酒洗,捋蒸,炙成,不用灰汤
《本草图经》	苏颂	1061	七月、八月采茎,以桑灰汤沃之,色如金,阴干用;或云以酒洗,捋蒸,炙成,不用灰汤
《本草纲目》	李时珍	1578	"修治"敩曰:凡使,去根头,用酒浸一宿,曝干,以酥拌蒸之,从巳至酉,徐徐焙干用。入补药乃效

第二节 石斛代茶饮的历史演变

赵学敏在《本草纲目拾遗》(1765年)中明确提到了霍石斛以代茶茗的优良功效,以及当时受欢迎的程度:"出江南霍山,形较钗斛细小,色黄而形曲不直,有成毬(球)者,彼土人以代茶茗,云极解暑醒脾,止渴利水,益人气力。或取熬膏饷客。初未有行之者,近年江南北盛行之……"

现代霍斗的主要用法也是"代茶饮",那到底石斛"代茶饮"从何时开始的呢?又是谁最早提出来的呢?

一、《丹溪心法》——补脾清肺甚妙

其实最早提出石斛煎汤、食前饮，补脾清肺甚妙的是《丹溪心法》，此书由金元时期著名滋阴派医家朱丹溪（1281—1358年）的弟子收集整理，初刊于1481年，其载曰："金钗石斛，每二钱洗净，生姜一片，捣细末荡起，煎沸去粗，食前饮之，补脾清肺甚妙。"《丹溪心法附余》中有关刊载情况见图3-3（注：在清代以前的本草文献中，"金钗石斛"时有出现，主要是指铁皮石斛或霍山石斛，非特指现在的金钗石斛药材，可参见《石斛求真》的有关论述）。

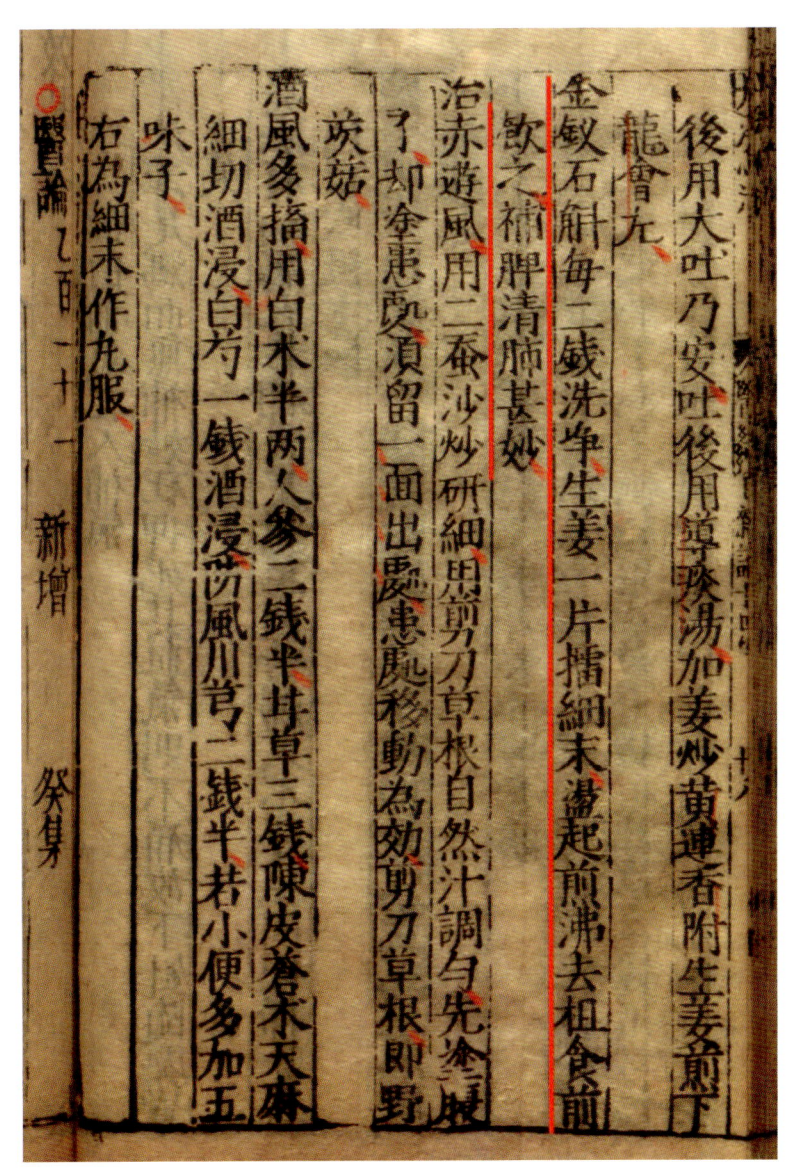

图3-3　《丹溪心法附余》邵武原板　明·嘉靖十五年（1536年）

二、《本草纲目》——水煎代茶饮

到了1578年李时珍将此法收入《本草纲目》之中，其记曰："一法，每以二钱，入生姜一片，水煎代茶饮，甚清肺补脾也。"如图3-4。对比上面《丹溪心法附余》的记载，可见两者之间有明显的传承性。

不少人初看《本草纲目》，误以为此用法是时珍先生首先提出来的，真是个美丽的误会！但石斛水煎"代茶饮"这三个字，可能确实是时珍先生首次提出来的。

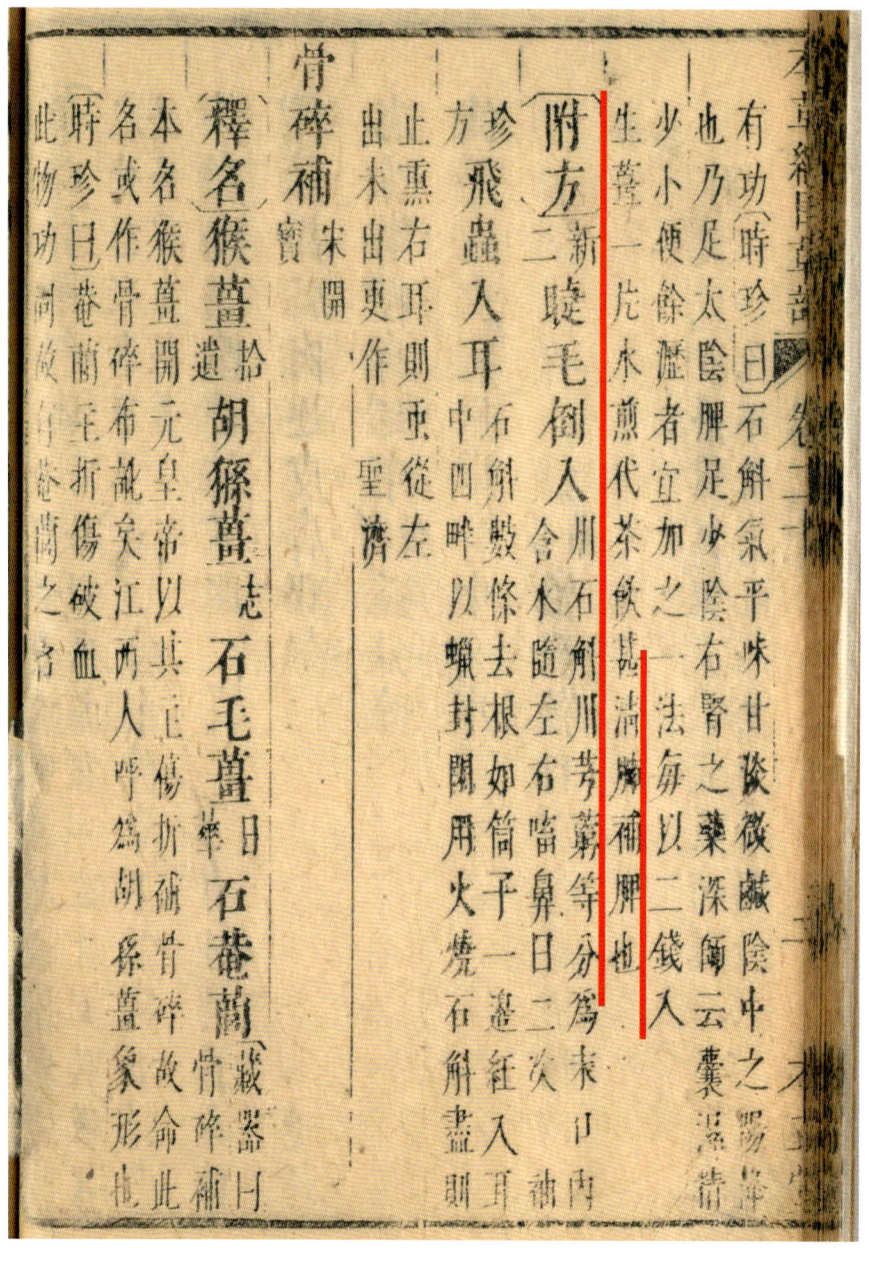

图3-4 《本草纲目》本立堂刊 清·康熙五十六年（1717年） 水煎代茶饮

三、《本草经疏》——泡汤代茶，顿健足力

再到明·缪希雍1625年刊行的《本草经疏》（又名《神农本草经疏》），其载曰："夏月，一味酒蒸，泡汤代茶，顿健足力。"如图3-5。

缪希雍的这个提法，既保留了传统的"酒蒸"，又融入了"泡汤代茶"，还赋予石斛"顿健足力"的功效，继承中又有创新！

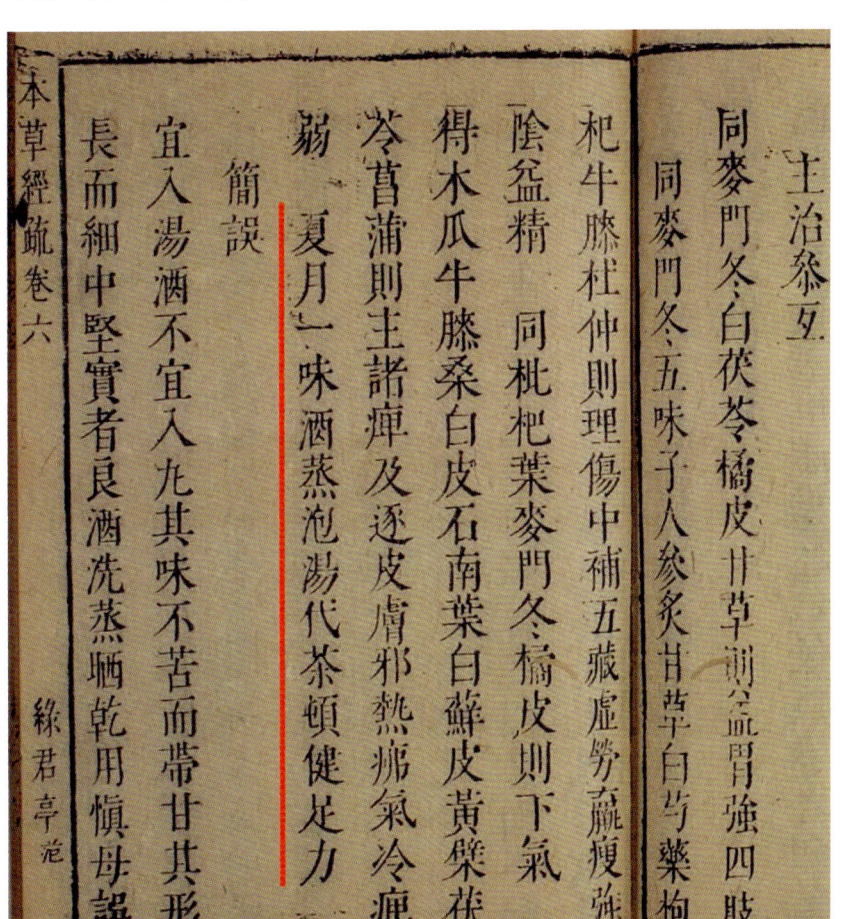

图3-5《本草经疏》绿君亭刊本（1625年） 泡汤代茶

由此可见，石斛代茶饮有着悠久的历史，不只是从清代赵学敏的记载开始。在金元时期已有苗头，《丹溪心法》记载的是将石斛"擂细末"，用现代语言来说，就是打成粗粉；到了明代，李时珍、缪希雍则明确提到"水煎代茶饮""夏月，一味酒蒸，泡汤代茶"等，功效则有"补脾清肺""顿健足力"。

而到了1765年赵学敏记载"彼土人以代茶茗，云极解暑醒脾，止渴利水，益人气力"，明显可见其间的传承与完善！但同时赵学敏又提到了"色黄，而形曲不直，有成毯（球）者"，尤其"有成毯（球）者"显然是一种经过加工的成品。因此，代茶饮的形式发生了极大地变化。我们猜想这种变化跟中华文化中的茶文化有着十分密切的关系。

四、从石斛蒸制到霍斗炒制的时代转变

1. 唐宋"蒸青法"到明代"炒青法"

中国是茶树原产地，也是最早发现和利用茶的国家，茶叶生产历史悠久。到了唐代，饮茶之风遍及全国各地，一直沿袭至今，茶文化一直是中华民族传统文化的一个重要组成部分。

茶叶的初期利用，为采叶"煮羹饮"。唐代时发明了用蒸青法捣焙制作压型饼茶，比之"煮羹饮"提高了茶的香味。唐、宋制茶，皆以蒸、碾、压、焙制作团茶、饼茶、锭茶、丸茶，号龙团凤

饼、研膏蜡面。

古今茶书，多以为炒青法制绿茶创始于明代，近从《越言释》之载，查明浙江绍兴在宋代时已发明炒青法制作"日铸茶"。以炒青法所制的"日铸茶"，其色香味比之蒸碾团茶有进一步提高，从而获得当时推崇。日铸炒青的创制，改蒸为炒，改碾为揉，改研膏团茶为条形散茶，形质为之一变，"遂开千古茶饮之宗"，是对唐代以来制茶方法的重大改革。明代后期，随着炒青法制茶经验的积累，广大茶区劳动人民发挥聪明才智和精湛技艺，创造了多种多样的名茶。

2. 炒青法的品质特点

明代深入研究炒青制茶工艺，提高了茶叶品质。尤其是浙江一带，在明朝对炒青工艺已有较深的研究。罗廪，明代宁波慈溪（今宁波江北区）人，中国古代著名书法家、学者、隐士。他的家乡也是贡茶产地，他生活在明代后期万历年间。虽然生活清贫，但立志不渝，锲而不舍，总结前人经验，亲自参与实践，历经十载，于明·万历三十三年（1605年）著成《茶解》。万历四十年（1612年）刊本，见图3-6。

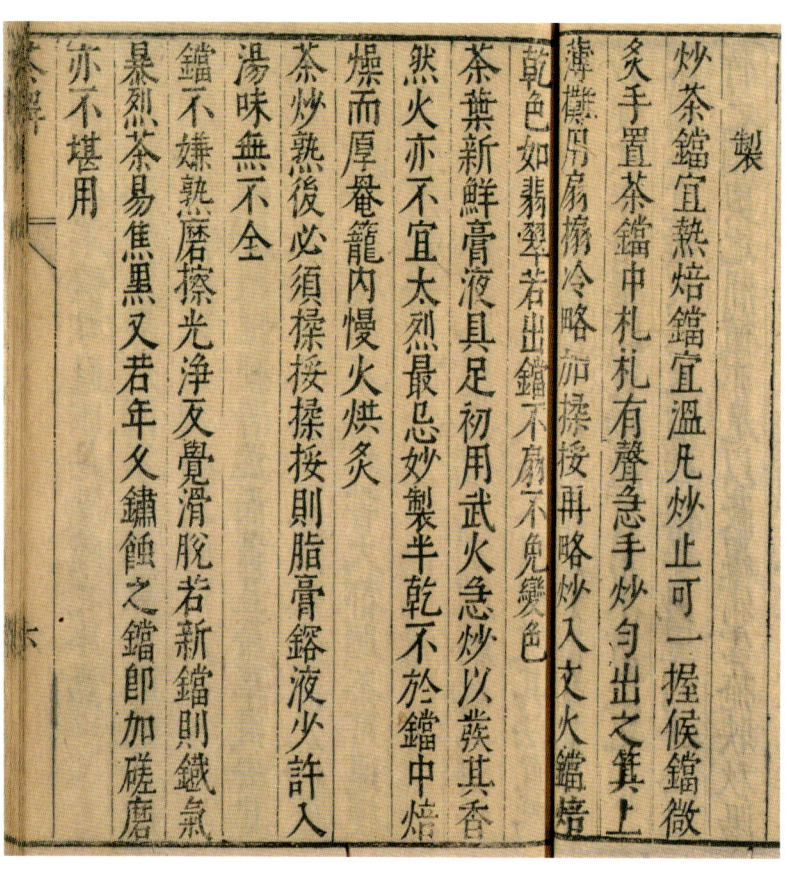

图3-6 《茶解》明·万历四十年刊（1612年） 制

《茶解》"制"一节中记述："炒茶，铛（铛，锅之故称）宜热。焙，铛宜温。凡炒，止（只）可一握，候铛微炙手，置茶铛中，札札有声，急手炒匀，出之箕上，薄摊，用扇搧冷，略加揉挼。再略炒，入文火铛焙干，色如翡翠。若出铛不扇（搧），不免变色。茶叶新鲜，膏液具足，初用武火急炒，以发其香，然火亦不宜太烈，最忌炒制（至）半干，不于铛中焙燥，而厚置笼内，

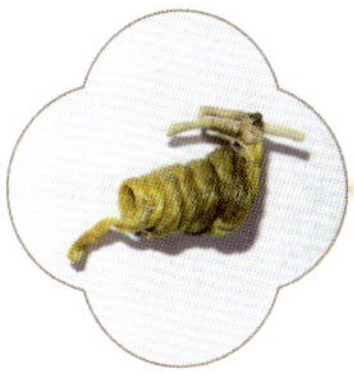

慢火烘炙。茶炒熟后，必须揉挼，揉挼则脂膏镕（溶）液少许入汤，味无不全。"

3. 从茶叶"炒青法"与枫斗加工的比较，猜想枫斗起源的时间和地点

根据前述，笔者等在2016年12月出版的《中华枫斗》专著中首次提出以下观点：明后期制茶工艺"炒青法"日渐成熟、普及，为石斛的枫斗加工奠定了炒制工艺的历史大背景。并同时提出了如下枫斗起源的时间和地点的猜想，推评了枫斗起源的可能时间节点。

明代炒青法所制的散茶都是绿茶，当时有许多著名的绿茶，据明人屠隆《考槃余事》载，"虎丘茶""天池茶""阳羡茶""六安茶""龙井茶""天目茶"为六大名品。这六大名品中多为江浙所产，以及六安出产，又恰与石斛的传统道地产地相吻合，让人不得不遐想以下的情景：在明后期或清初期，或在六安（霍山），或在江浙产茶山区（同时又分布有野生石斛），掌握了炒制技术的某个茶农（或药农），尝试将鲜石斛也用炒制法加工成最早的枫斗雏形，用于代茶饮，其香优雅，经久耐泡，于是世间便多了一道茗茶，中药便多了一种养生佳品。

五、《诸药出处》——六安州出产名茶斗

如果说明代茶叶"炒青法"给霍斗炮制带来的影响还仅仅是个猜想的话，那清·道光二十二年，即1842年的杨记，在《诸药出处》中的记载就是一个很好的明证。

其明确收载有"藿斗、金斗、川斗、鲜斗"，如图3-7，甚至在具体说明中清楚标明了"六安州出产名茶斗，细短黄软"，如图3-8。从1765年的《本草纲目拾遗》到1842年杨记的记述，两者仅相距70余年，说明六安霍山民间将霍山石斛加工成"茶斗"，用于代茶饮是有迹可循的，甚至是比较普遍的，这段史料可以说非常珍贵！

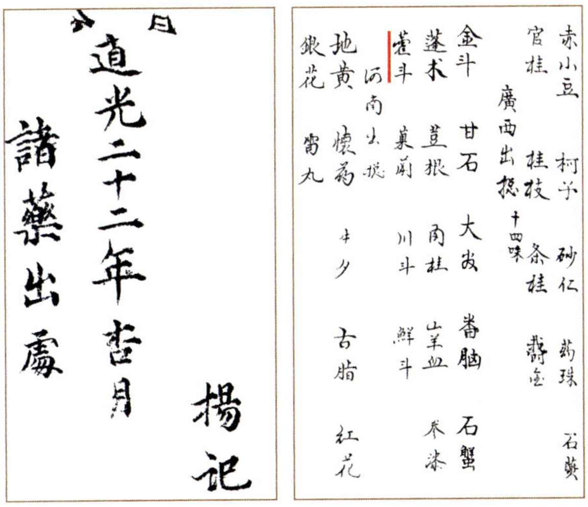

图3-7 杨记《诸药出处》（1842年）藿（霍）斗　　图3-8 杨记《诸药出处》（1842年）六安州出产名茶斗

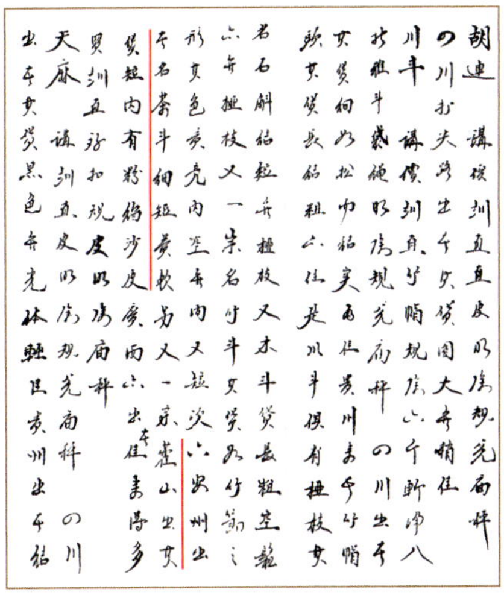

六、石斛代茶饮的历史演变

从最初收载金元时期朱丹溪临证与用药经验的《丹溪心法》，到李时珍明确提出"代茶饮"，最后到赵学敏的完整总结，石斛（枫斗）代茶饮已经风靡江南江北！其间也经历了三四百年，详如表3-2，诸医家不断发现、总结、完善，石斛（枫斗）从临床诊治走向民间养生，石斛（枫斗）代茶饮的用法日趋生活化……

表3-2 石斛代茶饮的历史演变

本　草	作　者	年　份	代茶饮内容	要　点
《丹溪心法》	元·朱丹溪	1481	金钗石斛，每二钱洗净，生姜一片，捣细末荡起，煎沸去粗，食前饮之，补脾清肺甚妙	朱丹（溪）取其独用为妙（《本草约言》）
《本草纲目》	明·李时珍	1578	一法：每以二钱，入生姜一片，水煎代茶饮，甚清肺补脾也	时珍首提石斛"代茶饮"
《本草经疏》	明·缪希雍	1624	夏月，一味酒蒸，泡汤代茶，顿健足力	夏月，泡汤代茶，顿健足力
《本草通玄》	明·李中梓	1655	石斛，甘可悦脾，咸能益肾，故多功于水土二脏。但气性宽缓，无捷奏之功，古人以此代茶，甚清上膈	以此代茶，甚清上膈
《本草洞诠》	清·沈穆	1661	每清晨，以二钱，入生姜一片，水煎，代茶饮，甚清肺补脾也	清晨，代茶饮
《药　镜》	明末清初·蒋仪	1664	夏月，酒蒸一味，代茶泡饮多功	代茶泡饮多功
《本草备要》	清·汪昂	1694	昂按：石斛石生之草，体瘦无汁，味淡难出。置之煎剂，猝难见功，必须熬膏，用之为良	细剉、水浸，熬膏最良
《医林纂要探源》	清·汪绂	1758	熬膏不如水煎，当茶常饮为妙	熬膏不如水煎，当茶饮
《本草纲目拾遗》	清·赵学敏	1765	出江南霍山，形较钗斛细小，色黄，而形曲不直，有成毡（球）者。彼土人以代茶茗，云极解暑醒脾，止渴利水，益人气力，或取熬膏饷客。初未有行之者，近年江南北盛行之	彼土人以代茶茗，云极解暑醒脾，止渴利水，益人气力
《诸药出处》	杨记（药号）	1842	六安州出产名茶斗，细短黄软	茶斗

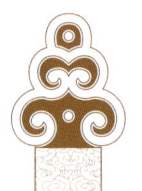

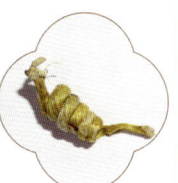

第四章

近代霍斗图影寻踪

龙头凤尾

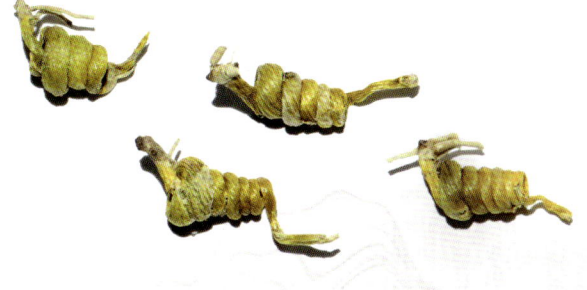

一、《药性字典》——霍山石斛亦号枫斗

上海大众书局1933年出版了吴克潜编撰的《药性字典》一书，霍山石斛条目，如图4–1。其中明确提到霍山石斛：“其形紧细，作卷曲状，亦号枫斗，最良。”

五一六　上海大衆書局印行

宿則有毒。凡以新錫器盛酒。浸漬日久。飲之或能殺人云。

霍山石斛

【產地】石斛之產於安徽霍山者。其形緊細。作捲曲狀。亦號楓斗。最良。參看石斛條綱目石草類。

【性味】味甘鹹。性微寒。無毒。

【主治】霍山石斛爲養陰生津要藥。主復熱刼之陰。生已耗之津。

【撮要】主清胃除虛熱。生津已勞損。定驚療風。能鎭涎痰。（虛熱所生也）用代茶茗。解暑醒脾。止渴利水。益人氣力。治舌焦舌光舌絳發熱口渴。

【用量】普通五分至錢半。

【禁忌】胃腎有虛熱者宜之。虛而無火者忌用。

【編者按】霍山石斛能救眞陰。惟須久煎頻服。乃能得力。

图4–1　《药性字典》（1933年）　霍山石斛

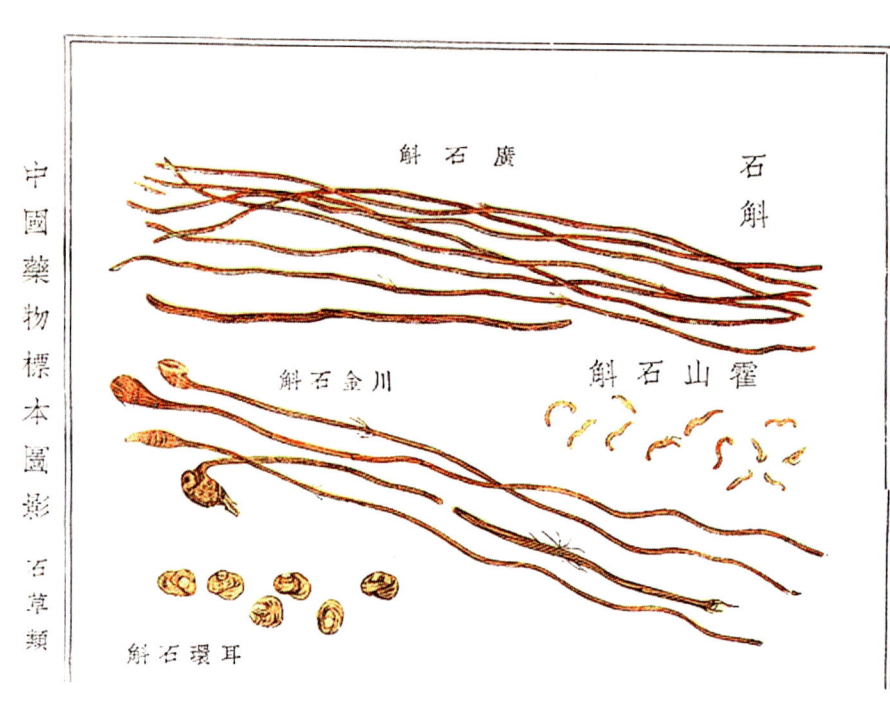

图4–2　《中国药物标本图影》（1935年）　霍山石斛

二、《中国药物标本图影》——自然卷曲的霍斗

陈存仁，20世纪三四十年代的上海名医。1935年主编300余万字的《中国药学大辞典》，极具价值。此书另有一本配套书《中国药物标本图影》，其中石斛类见图4-2，整理收集了"霍山石斛、耳环石斛、川金石斛、广金石斛"等图像。

很明显，野生霍山石斛的干品，细小，呈自然的卷曲状。这是一幅非常难得的霍山石斛图影！笔者也是在见识过野生霍山石斛后，才确认图影的真实！

三、《申报》——霍山枫斗、藿（霍）山绿毛枫斗

《申报》是近代中国历史最长、影响最大的一份报纸。它从1872年4月30日（清·同治十一年三月廿三日）创刊，至1949年5月27日停刊。前后历时78年，记录了从清末到民国近80年间政治、军事、经济、文化、社会各方面的情况，具有很高的史料价值，被称为"近现代史的百科全书"。

1935年11月，上海童涵春堂药号，似最早明确提到了"霍山枫斗"，如图4-3；并在广告中说明了"藿（霍）山绿毛枫斗"的功效：平胃益气、生津养阴、补虚疗热、安神定惊等，如图4-4。用法：随时炖服。

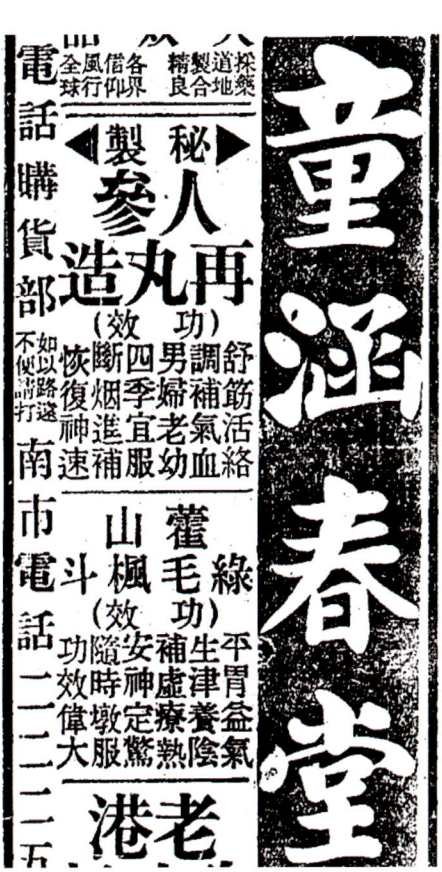

图4-3 《申报》（1935.11.08） 童涵春堂药号 霍山枫斗　　图4-4 《申报》（1936.09.01） 藿（霍）斗功效

笔者在查阅《申报》的过程中，还发现一个有趣的现象，霍山枫斗的价格在1940年以前，还算平稳，如北平药局1938年10月的报价为每两60元，如图4-5，到了1940年11月，延昌参行的报价每两80元，如图4-6，波动并不大；但到了1944年12月，懋昌参行老式霍山枫斗的报价为每两4 000元，涨幅惊人，如图4-7，同样是懋昌参行的老式霍山枫斗，到了1946年9月底竟然涨到了每两3万元，如图4-8。

笔者在这里并没有宣扬霍山石斛价格高昂之意，只是想记录这一真实的历史现象，一味药材受到当时市场通货膨胀的影响，涨幅竟然如此之巨，药以治病救人，倘如此昂贵，入药无门，历史的教训，需要我们吸取啊！

參茸細料

▲吉林野山人參	每兩五十元起
▲關東黃毛鹿茸	每兩廿五元起
▲吉林吃坯人參	每兩十一元
▲六百支西洋參	每兩八元六角
▲龍牙上白官燕	每兩二元五角
▲頂上西牛黃	每分一元
▲杜字净麝香	每分一元二角
▲老港奎璩珠	每錢二十元
▲頂上四川銀耳	每兩五元
▲冬蟲夏草王	每兩二元二角
▲甘州杞子王	每兩一元二角
▲綠毛老楓斗	每兩六十元
▲老式藏猴棗	每分二元
▲綠油伽楠香	每兩四十五元

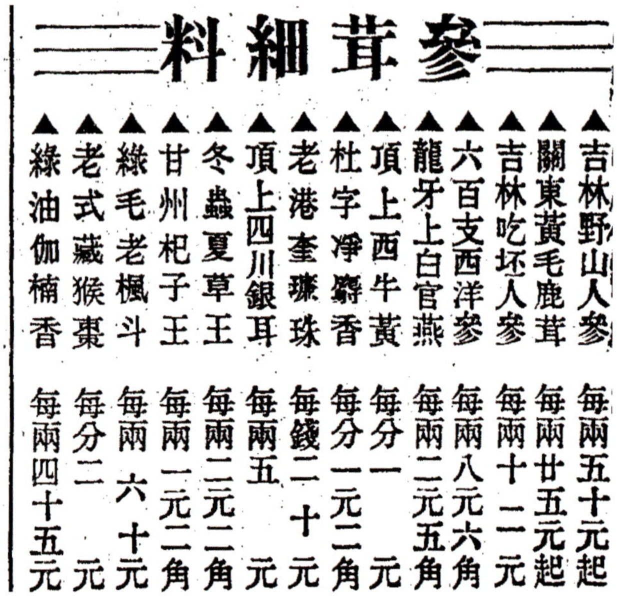

图4-5 《申报》（1938.10.23） 北平药局

起

吉林人參鬚	每兩十六元起
野山別直條	每兩六元起
花旗西洋參	每兩十五元起
老山綠毛楓斗	每兩八十元
揀淨白官燕	每兩九元
老山別直參	每兩四元起
剪口西洋參	每兩一元五角
老山參粒尾	每兩一元
吃坯西洋參	每兩一元
京莊細尾	每兩三元五角
老山參鬚	每兩一元

图4-6 《申报》（1940.11.25） 延昌参行

懋昌參行
廉價念天
專門參燕銀耳
減價期內各貨一律八折

图4-7 《申报》（1944.12.13） 懋昌参行

●天字廿枝官別	每兩三萬五
●野山統貨別直	每兩二萬元
●野山京莊細尾	每兩八千元
●野山京莊大尾	每兩一萬元
●野泡原皮西參	每兩三萬元
●野山原皮剪口	每兩五千元
●四川銀耳大王	每兩三萬元
●四川統貨銀耳	每兩八千元
●吉林大山人參	每兩八萬元
●吉林吃坯人參	每兩五萬元
●吉林人參井鬚	每兩一萬二
●老式霍山楓斗	每兩三萬元
●一兩裝吉林粉	每瓶四萬元
●五綫裝濂珠粉	每瓶五萬元

图4-8 《申报》（1946.09.30） 懋昌参行

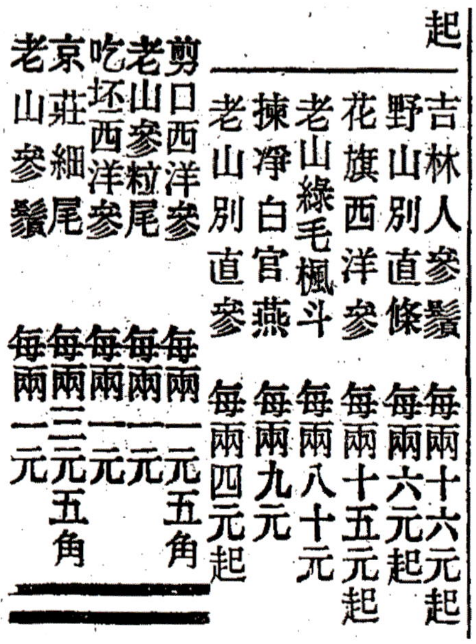

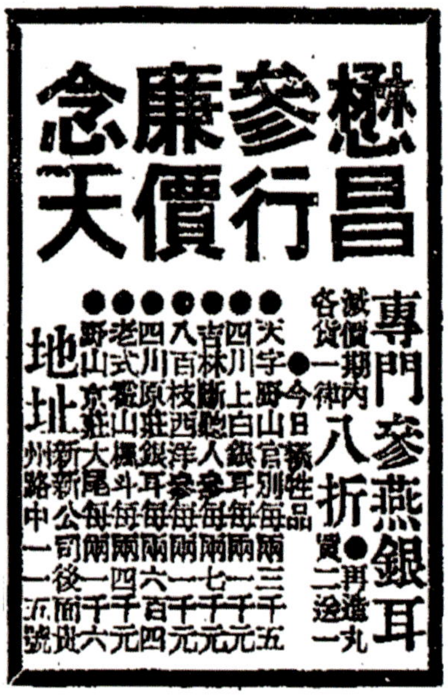

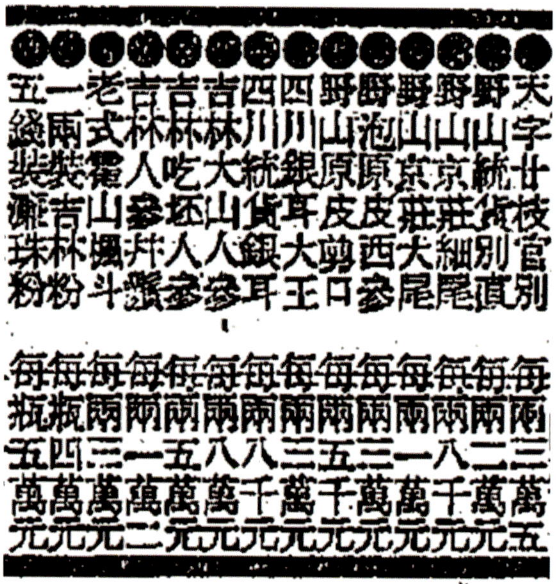

四、1959年《中药学》——绿毛枫斗

南京中医学院等1959年编著的《中药学》教科书,其中在石斛章节中这样介绍霍山石斛:为长一尺左右,条细长之铁皮鲜石斛,烘干成黄亮色者即是;若以五六分长最短嫩芽,蒸制盘结而成龙头凤尾者,称绿毛枫斗;若制成耳环形者,称耳环石斛。并十分难得的配有绿毛枫斗的绘图,见图4-9。由图可见,绿毛枫斗具有明显的"龙头凤尾",而金耳环则没有。

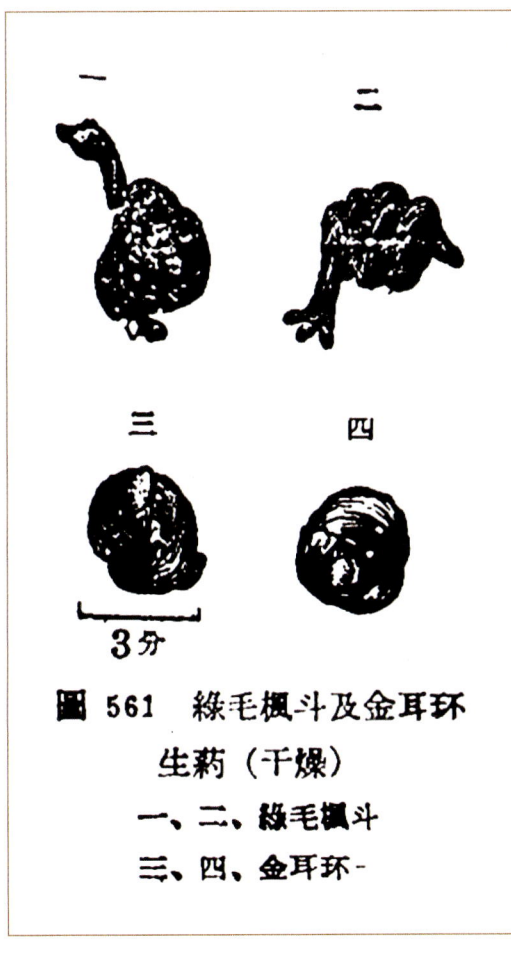

图4-9 《中药学》(1959年)石斛 绿毛枫斗

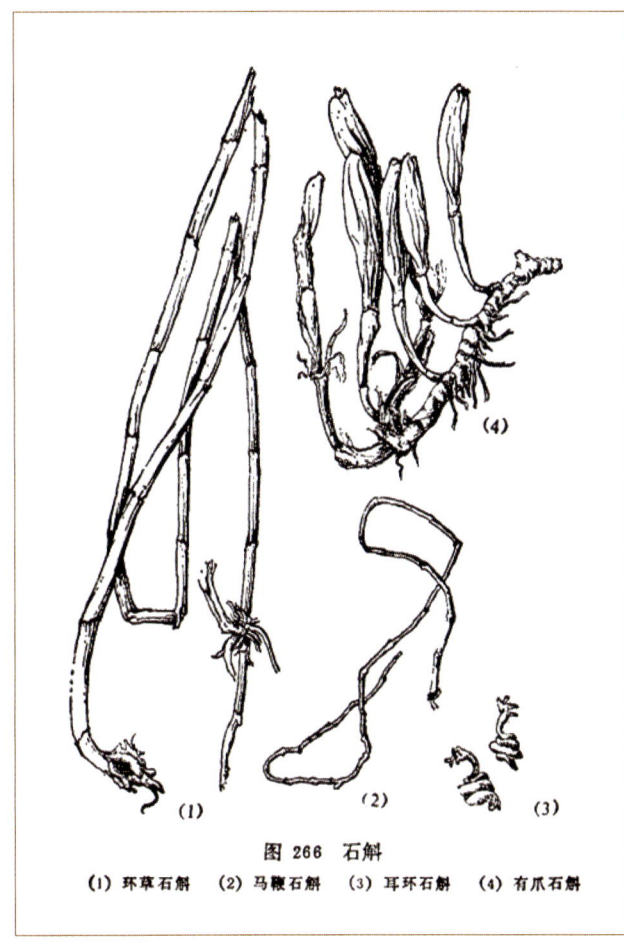

图4-10 《中药材手册》(1959年) 耳环石斛

五、1959年《中药材手册》——耳环石斛

卫生部药政管理局等1959年编辑出版了《中药材手册》一书,目的是收集整理当时老药工宝贵的鉴别经验,汇集成册,极具历史价值。其中石斛配图中有耳环石斛图,具有明显的"龙头凤尾"形状,见图4-10(3)。

耳环石斛(枫斗):形小而卷曲呈螺旋形或弹簧状。通常2~4个旋纹,茎拉直后长3.5~8 cm,直径2~3 mm。表面金黄色,微带根(称龙头),茎末梢细(称凤尾),中身较粗,全体具细而密的纵皱纹。节不明显。质坚硬,易折断,断面较平坦。无臭,味淡,嚼之有黏性。

耳环石斛:以肥满、色鲜艳,有龙头凤尾、嚼之即碎并发黏者为佳。

六、1961年《中药志》——耳环石斛

中国医学科学院药用植物资源开发研究所、中国医学科学院药物研究所等于1961年编辑出版了《中药志》第四册,非常难得地出现了耳环石斛、黄草石斛、鲜石斛(金钗、铜皮、鸡爪兰)等的照片,一目了然。其中耳环石斛呈龙头凤尾状,尤其"龙头"非常明显(图4-11)。

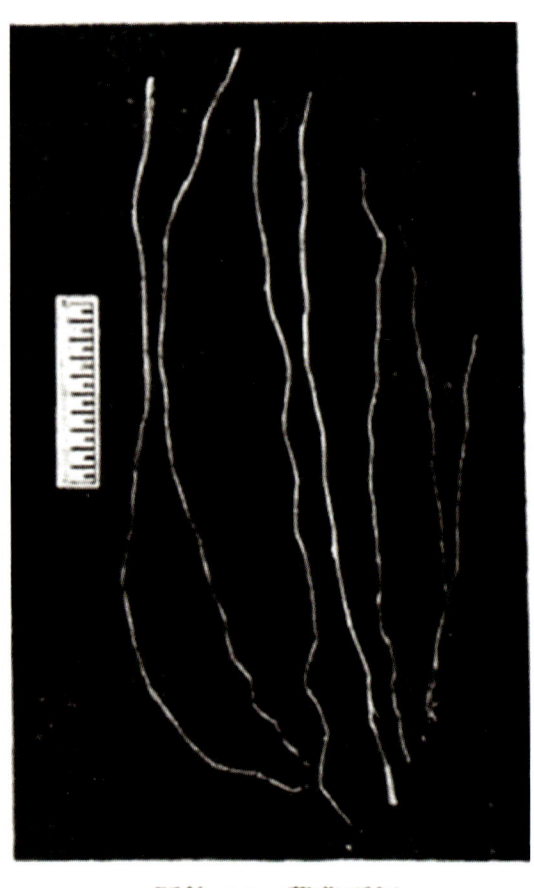
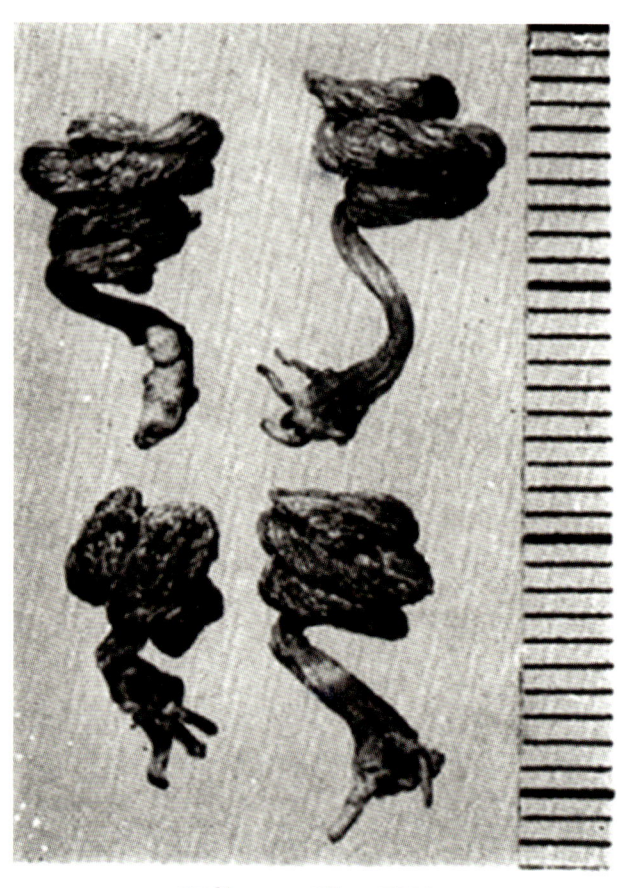

照片 13 黄草石斛　　　　　　照片 14 耳环石斛

图4-11　《中药志》(1961年)　耳环石斛呈龙头凤尾状

七、20世纪60年代的霍斗、枫斗的种类

俞祖慈1963年在《石斛的商品规格以及生产情况介绍》一文中详细介绍了当时霍石斛、枫斗的情况如下:

1. 霍石斛

霍石斛又名霍斗,呈细长条状,圆柱形而略扁,金黄色,盘绕成团,有微纵皱纹,质柔韧,断面光滑,味淡薄。

(1)霍山石斛,产安徽六安专区霍山一带山地,节明显且短,有纵横纹,色带绿,面有光泽,品质特佳。

（2）环钗（霍斗）又名霍石斛，广西各地都产，当地鲜货称水兰草，干货又称广草、环草，其茎虽圆，但长软卷如环状，故称环钗，品质很好，商品分为细霍斗、中霍斗、粗霍斗，其中以细霍斗为贵。

（3）云南霍斗土名细黄草，产在滇黔边境盘江上游一带山中，鲜货当地称仁兰，茎圆长，质坚硬，挺直，品质较差。

2. 枫石斛

枫石斛简称枫斗，又名耳环石斛，系用各种不同规格的鲜石斛加工烘、焙、搓、捏而成，为石斛的最好品质者。形小而卷曲呈弹簧重叠环状，表面金黄色或黄绿色，微带根，茎末梢细，中段较粗，称为"龙头凤尾"，全体具细而密的纵皱纹，节不明显，质坚，断面光滑，有清香，有黏汁，越厚越优。

（1）绿毛枫斗，产安徽六安专区山石中，茎有绿色茸毛，用嫩牙尖加工而成。质柔软，嚼之无渣，品质特佳，产量稀少。湖北光化及河南南阳地区岩石所产的鲜石斛经加工后称为老枫斗，品质亦特优，有清香味，汁粘牙。

（2）铁皮枫斗，用鲜铁皮斗短枝加工而成。色金黄，龙头凤尾状，有香气，黏性足。

（3）铜皮枫斗，用短壮鲜铜皮斗加工而成，形似铁皮枫斗，唯色淡，略瘦小，黏性差。

（4）爪兰枫斗，用短壮鲜爪兰斗加工而成，身粗尾尖，黏性更差，味微苦，无香气，质量较差。

（5）结子枫斗，一般多用霍斗润软后做成结状小圆粒，环扣形，毫无黏性，品质最次。

3. 品质优劣

霍石斛以金黄色茎细质软者为良；枫石斛以肥满、色黄亮、有皱纹、龙头凤尾状、具有清香气而嚼之粉碎粘牙者为佳。

八、《中药大辞典》——耳环石斛

江苏新医学院在1977年编辑出版了《中药大辞典》一书，此书收载中药5 767味，内容齐全丰富，在业界具有较大的影响力。其中在石斛项下也收载了耳环石斛及图影，如图4-12。

黄色、富粉质、嚼之有甘凉味、粘性足者为佳。

④耳环石斛 又名：枫斗。为石斛属多种植物的茎经特殊加工制成。㈠西枫斗，干燥茎扭曲呈螺旋形或弹簧形，一般可见有1~4个旋纹，长约1~1.5厘米，直径约3毫米，一端可见茎基及残留的短须根，称龙头，另一端为茎的尖端，称"凤尾"，表面黄绿色，有细纵纹理，节明显或有时不明显。气无，味淡。以条粗肥、旋纹少、有头尾、富粉质者为佳。又以所用原料不同又可分为铁皮枫斗（铁皮石斛制成）、铜皮枫斗（细茎石斛制成）、云南枫斗（小美石斛制成）等。㈡圆枫斗，用铁皮、细茎、小美等石斛长于8厘米的茎而不适宜加工成西枫斗者，将其剪成5厘米左右的长度，在微火上烘干，同时扭卷成圆形，如钟表发条状。㈢结子斗，用铁皮石斛的茎节剪断，烘干时打成纽结状。商品枫斗还有直条枫斗、葫芦斗、生川斗、广霍斗等等规格名称。

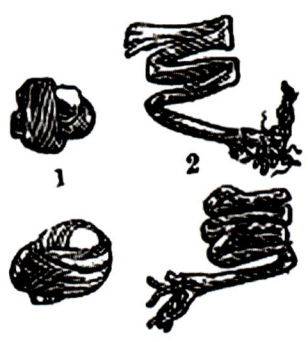

耳环石斛
1. 结子斗 2. 西枫斗

图4-12 《中药大辞典》（1977年） 耳环石斛图

　　本章目的在于梳理20世纪30—70年代有关文献中提到的霍斗或耳环石斛的图影资料，通过全面整理上述资料，我们基本明白了，由于安徽六安霍山一带，真正的霍山石斛产量稀少，导致：①真正的绿毛枫斗量也不多；②野生的铁皮枫斗也制成"龙头凤尾"状；③"霍石斛"出现了广西的"环钗"等替代品；④长枝的铜皮枫斗等，虽可剪断制成没有龙头凤尾的结子枫斗等，但粉性差；⑤仅外观相似的替代品越多，药市当然就越混乱，药材质量、功效就无法保证。

　　因此，具备完整"龙头凤尾"的枫斗，是约定俗成的质量好的判断标志！主要以霍山石斛、铁皮石斛为主，且以肥满、有香气、粉性足者质量为优。

　　当然，更需指出的是，图影资料，只见外形，并没有告知"龙头凤尾"完整的制作工艺，尤其在20世纪50年代以前，药材的炮制技艺应属于各药号的机密，不会随意公开。因此，摸索并恢复霍山石斛龙头凤尾的制作技艺，不仅需要将霍山石斛种植成功，还需要反复摸索该技艺的完整工艺流程，无论从哪个角度，都需要付出艰辛的努力！

第五章 霍山石斛原植物

龙头凤尾

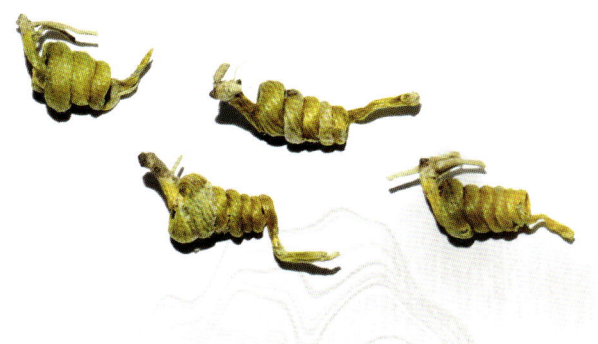

一、霍山石斛原植物

【形态】

茎直立，肉质，长3～9 cm，从基部上方向上逐渐变细，基部上方粗3～18 mm，不分枝，具3～7节，节间长3～8 mm，淡黄绿色，有时带淡紫红色斑点，干后淡黄色。叶革质，2～3枚，互生于茎的上部，斜出，舌状长圆形，长9～21 cm，宽5～7 mm，先端钝并且微凹，基部具抱茎的鞘；叶鞘膜质，宿存。总状花序1～3个，从落了叶的老茎上部发出，具1～2朵花；花序柄长2～3 mm，基部被1～2枚鞘；鞘纸质，卵状披针形，长3～4 mm，先端锐尖；花苞片浅白色带栗色，卵形，长3～4 mm，先端锐尖；花梗和子房浅黄绿色，长2～2.7 cm；花淡黄绿色，开展；中萼片卵状披针形，长12～14 mm，宽4～5 mm，先端钝，具5条脉；侧萼片镰刀状披针形，长12～14 mm，宽5～7 mm，先端钝，基部歪斜；萼囊近矩形，长5～7 mm，末端近圆形；花瓣卵状长圆形，通常长12～15 mm，宽6～7 mm，先端钝，具5脉；唇瓣近菱形，长和宽大致等长，1～1.5 cm，基部楔形并且具1个胼胝体，上部稍3裂，两侧裂片之间密生短毛，近基部处密生长白毛；中裂片半圆状三角形，先端近钝尖，基部密生长白毛并且具1个黄色横椭圆形的斑块；蕊柱淡绿色，长约4 mm，具长7 mm的蕊柱足；蕊柱足基部黄色，密生长白毛，两侧偶然具齿突；药帽绿白色，近半球形，长1.5 mm，顶端微凹。花期5月。

【产地分布】

安徽西南部（霍山）、河南西南部（南召）。生于山地林中树干上和山谷岩石上。模式标本采自安徽（霍山）。

【药材正名】

霍山石斛、霍山石斛枫斗（简称霍斗、龙头凤尾）。

【别名及异名】

霍石斛（《本草纲目拾遗》）、米斛（当地土称）、金霍斛（均通称）。

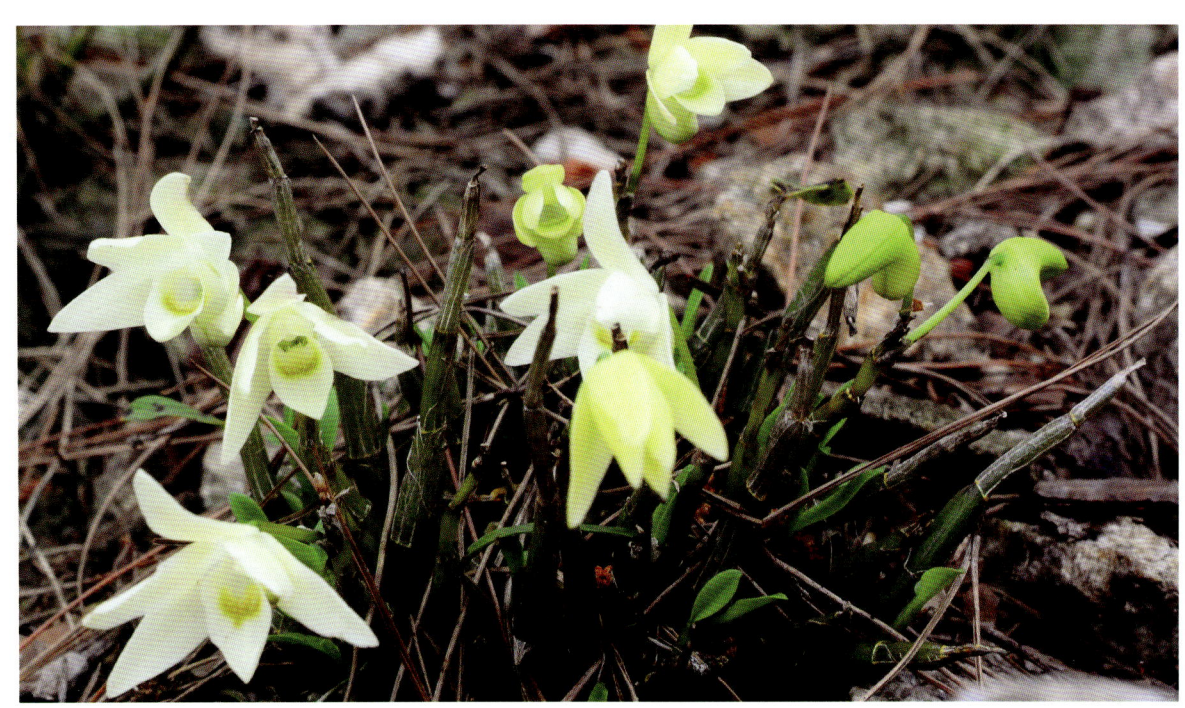

二、霍山石斛解剖图与显微组织图

霍山石斛解剖图与显微组织图见图5-1至图5-4。

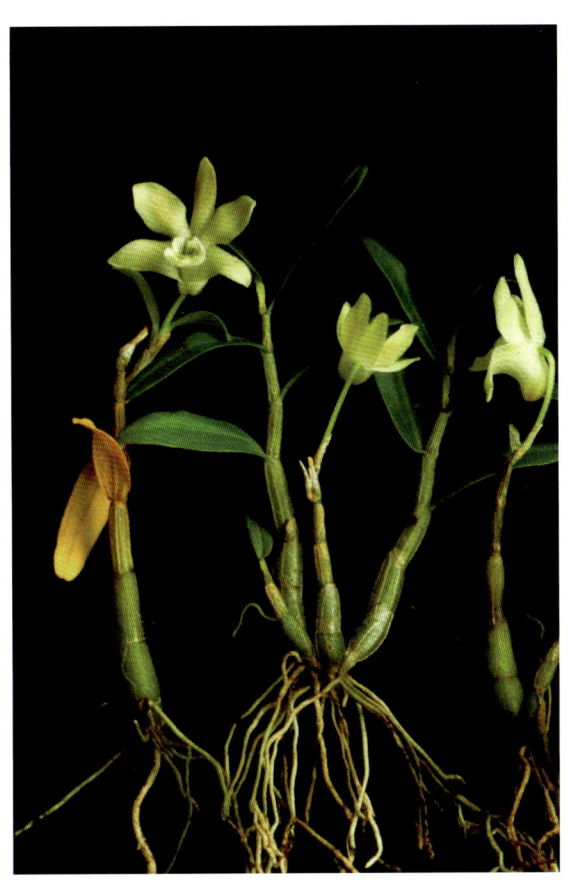

茎丛生，直立，肉质状，从下部向上逐渐变细，下部粗，具3~7节，淡黄绿色，有时带淡紫红色斑点。叶薄革质，2~3枚，互生于茎的上部，舌状长圆形。

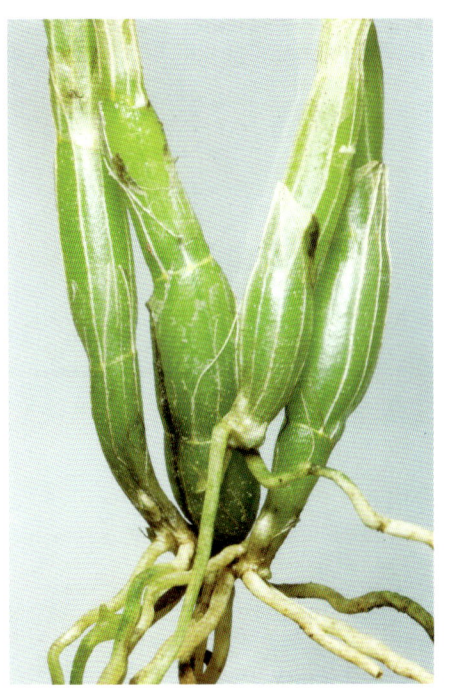

茎基部节上生分枝。

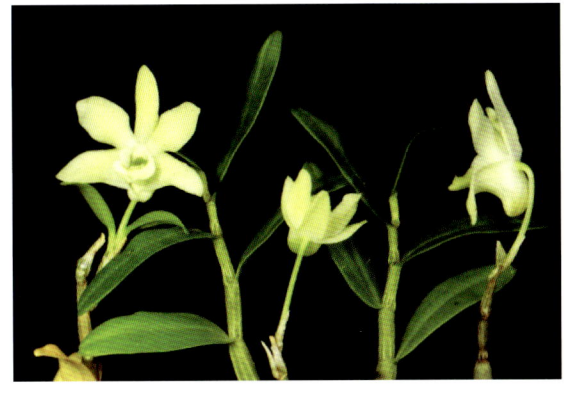

总状花序出自已经落叶的茎上部。

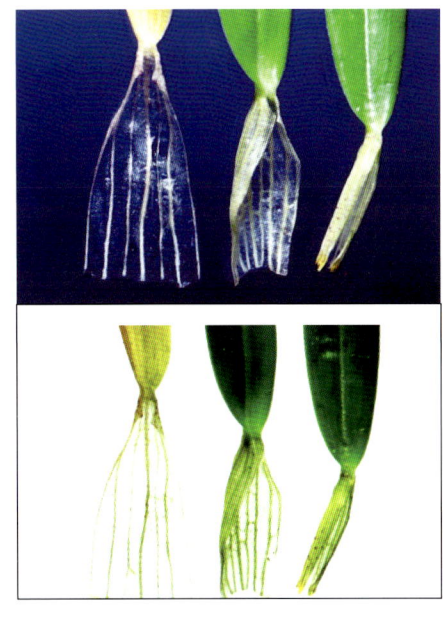

茎基部节上生分枝，叶柄鞘状抱茎，至后期薄膜状。

5-1　霍山石斛形态解剖图

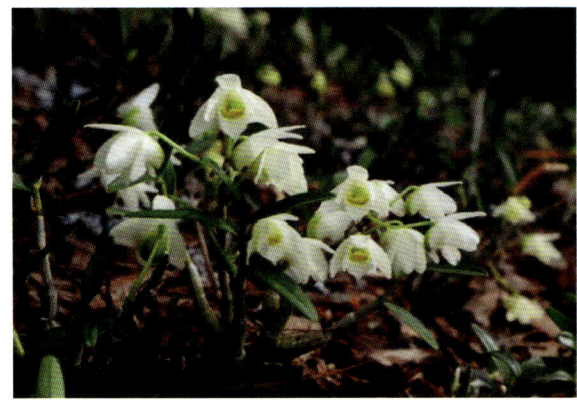
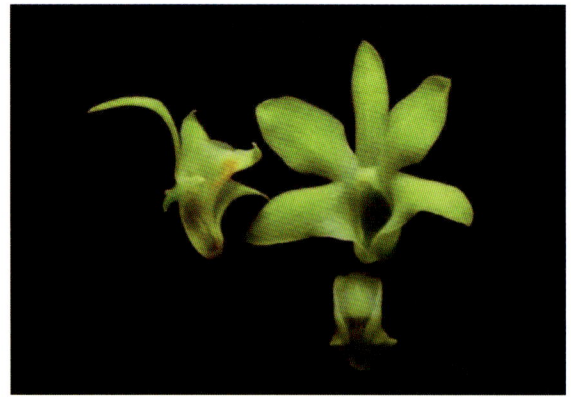

霍山石斛在我国历史悠久，但学名的来由几经变化，20世纪80年代曾被以下学名命名：*D.tosaense*；*D.crispulum*；*D.moniliforme*；*D.bellatulum*；*D.wangii*。最终于1984年由唐振缁、程式君二位命名为 *Dendrobium huoshanense* C.Z.Tang et S.J.Cheng，为我国特有种；而且霍山石斛作为枫斗的专用名词。

花浅黄白色，稍有香气。中萼片卵状披针形，侧萼片镰刀状披针形，萼囊短钝而近长圆形，花瓣卵状长圆形。左：花纵切；右：取下唇瓣之花。

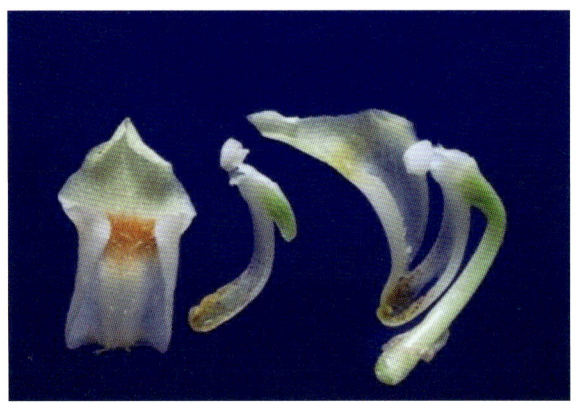
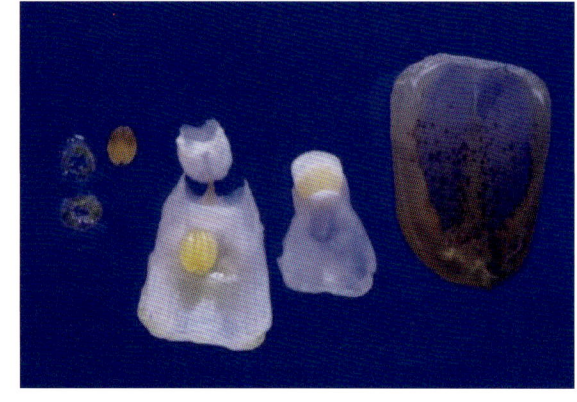

左：唇瓣中部有黄色斑块，基部毛更长；
中：合蕊柱纵切；
右：合蕊柱与唇瓣纵切，蕊柱足基部为胼胝体并加厚成蜜腺或有2～3个蜜腺凸起，或有毛状或片状凸起。

右1：蕊柱足的基部，示两侧及中央加厚成蜜腺；
右2：合蕊柱的上部，示药帽、花粉块、蕊喙及受粉面；
右3：把药帽翻起，示药帽与蕊柱的连接；
左1：花粉块和药帽切面。

5-2 霍山石斛花的精细解剖图

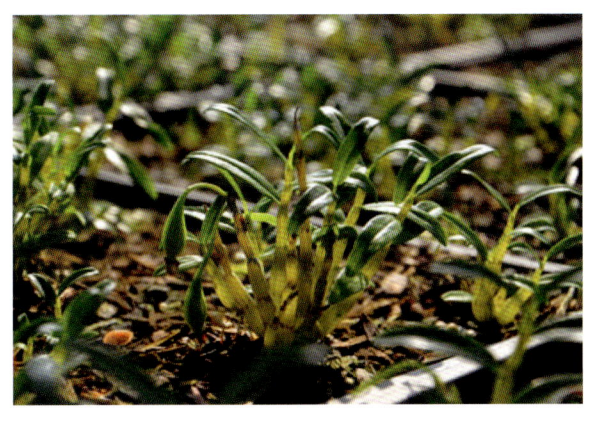
霍山石斛：果株。

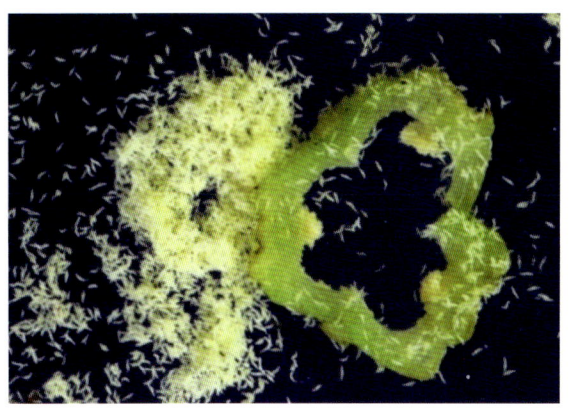
霍山石斛：子房横切，示侧膜胎座。种子极多。

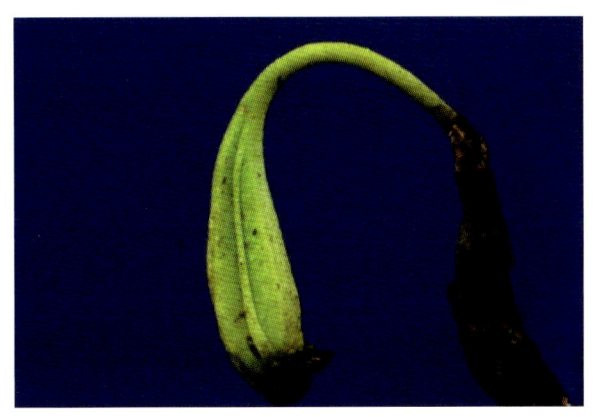
霍山石斛：果实。

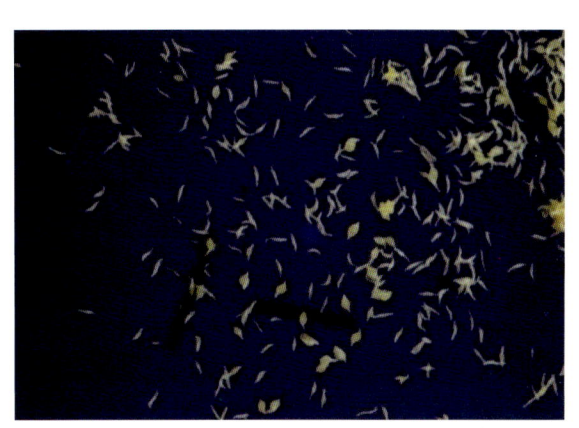
霍山石斛：能育者中间鼓起为黄色，两端为翅，尚有部分未成熟种子（白色）。

5-3 霍山石斛果实与种子解剖图

霍山石斛种子计数法方如下。一个果实共分36块，然后取其4块计数，分别是：①6 100颗；②1 200颗；③3 800颗；④4 231颗。上述4块相加等于15 331颗，再除以4，即为每块平均数约为3 833颗，乘以36即为全果实的数目：3 833×36 =137 988颗，每个果实种子＞13万颗，其中约有半数是发育不良的，那么成熟的种子也至少有6.5万颗。

霍山石斛属兰科植物，同时兰科植物在植物界属微子目。种子微小而极多，无胚乳。

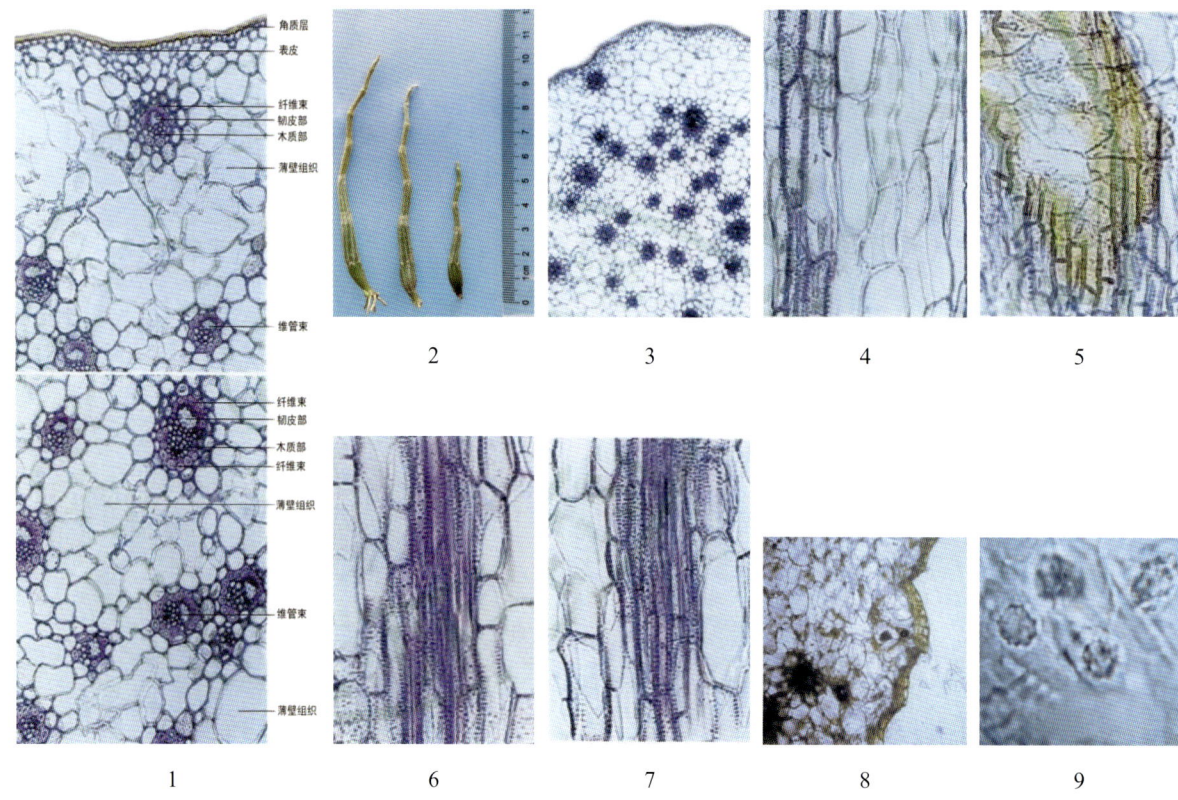

5-4 霍山石斛茎显微组织图

1.横切面详图（70μm）；
2.药材鲜品外形图；
3.药材茎的横切面图（220μm）*；
4.药材表面组织图（60μm）；
5.药材纵切面皮层组织与薄壁细胞图（60μm）；
6.药材纵切面薄壁细胞木质部纤维与梯纹导管图（60μm）；
7.药材纵切面木质部纤维与梯纹、网纹导管图（60μm）；
8.针晶束（20μm）；
9.硅质束（20μm）。

* 药材茎的横切面图（220μm）

呈类圆形，边缘有不规则波状。角质层厚3.5~5.6μm，表皮细胞1列，扁平，细胞壁增厚不明显，切向12.8~30.2μm，径向8.4~12.8μm；基本薄壁细胞大小近似，期间分散有黏液腔，含针晶束的黏液腔分布于近表皮处，大的黏液腔直径可达800μm；围绕维管束的一圈细胞较小；维管束略排成3~4圈，切向78~96μm，径向82~132μm；外侧纤维群新月形，由2~6列纤维组成，纤维切面多角形，直径9.6~15.8μm，壁厚3.2~5.4μm，其外缘嵌有细小薄壁细胞，有的含硅质束；导管直径25~28μm。

（顺庆生 解剖鉴定 显微鉴定）

第六章 霍山石斛的濒危保护与发展

龙头凤尾

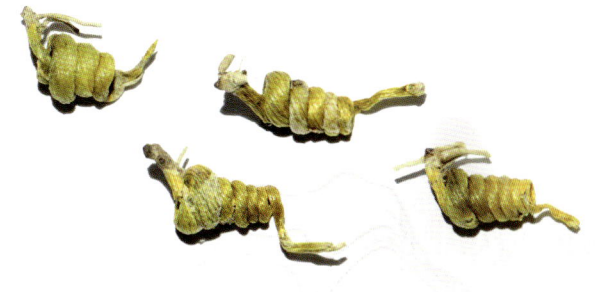

一、霍山石斛的濒危

《霍山县志》（1993年版）中记载：由于数百年来只采挖而不培育，致使霍山石斛野生资源稀少，濒临绝迹。1950—1975年，医药公司每年只收购霍山石斛1～5 kg鲜货，后渐难收到。为了变野生为家种，1959年，霍山县医药公司在六万寨建立石斛培植场，未获成功。

1980—1983年，霍山县医药公司两次组织霍山石斛普查小组，并聘请2名采集石斛丰富经验的老药农，对县境内野生石斛原产地10多个乡进行全面调查，蕴藏量约为10 kg。另在第三次全国中草药资源普查中，也仅发现少量野生霍山石斛，在霍山县落儿岭乡采集到约1 kg鲜品，测算资源量约8 kg。

由此可见，霍山石斛野生资源已濒临枯竭。

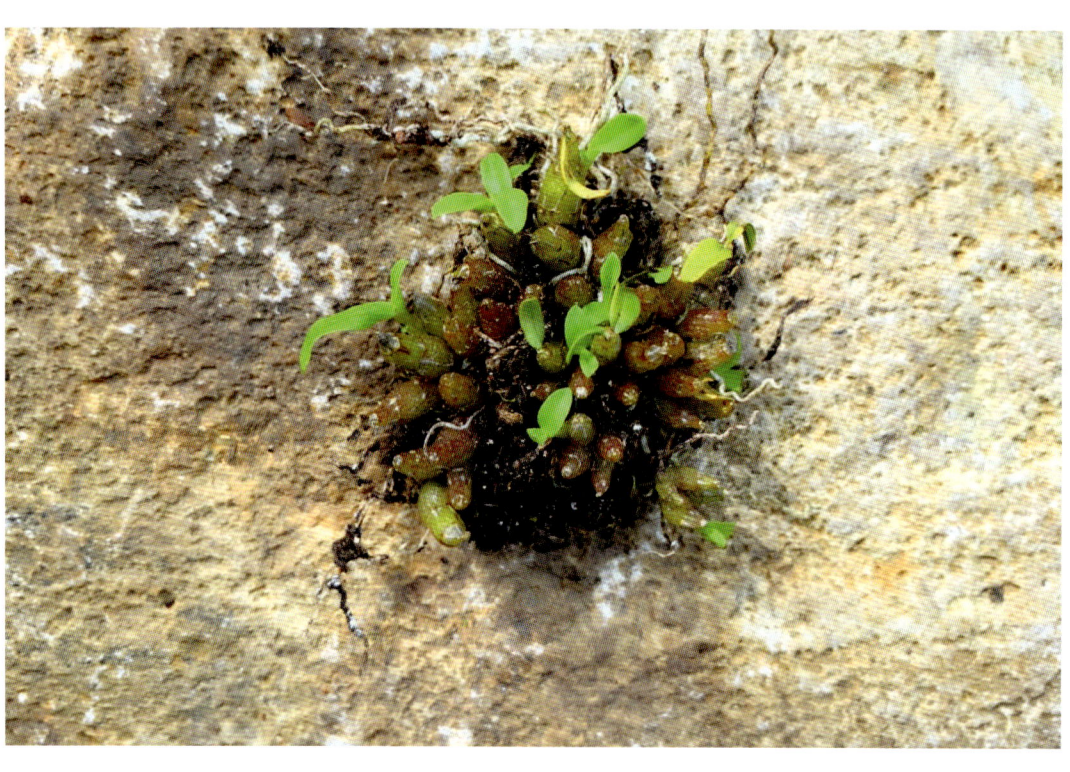

图6-1　石上仿野生霍山石斛　模拟野生生态

二、霍山石斛野生改家种

早在20世纪70年代初，长冲中药材培植场何云峙已开始试种石斛，1973年他把地方药农送来的石斛在长冲中药材培植场试种，积累了一定的种植经验（图6-1）。1976年何云峙亲自寻找野生霍山石斛，以便了解石斛的野生生长环境，开始着手野生石斛改家种初步试验，该想法得到当地政府的高度重视和支持。

为了抢救这一名贵药材，在安徽省科委的重视下，1981年开始由霍山县医药公司、安徽大学、安徽农业大学（旧称安徽农学院）、安徽中医药大学（旧称安徽中医学院）等单位成立了霍山石斛研究组，由安徽农学院负责试管苗的培育，并在长冲中药材培植场建立了试验基地，由何云峙负责野生改家种栽培试验（图6-2）。

简讯

霍山石斛试管苗在我院培养成功

霍山石斛系我省的珍贵药材，它驰名国内外。《增补本草备要》载："斛出霍山，养胃清热，生津止渴，清虚热，功胜全面。"近代医学家张寿颐称："霍山石斛，干之而不稿，口嚼之且无渣滓，味浓而富脂膏，养胃益液，却无清凉碍脾之虑，确为无上妙品。"但霍山石斛长期处于野生状态，由于滥加采集，目前已搜罗殆尽，濒于灭绝状态，在国内外市场上非常紧缺。

在安徽省科委领导下，我院基础部植物生理教研室参加省医药局组织有关单位成立的霍山石斛野生改家种试验研究技术协作组，承担解决提供种苗任务。从1982年7月开始通过组织培养手段，反复从种子和茎切段培养进行研究，已将种子试管苗培养成功。

石斛系兰科植物，它的种子数量繁多，但很细小，形如一些花粉细末，几乎没有胚乳和子叶，野生状态下很难萌发，过去，在野外条件下，连续三年进行人工播种，都未见种子萌发，得不到种苗。课题组同志不仅在试管内获得种子试管苗，而且通过不同养营成分培养基和不同激素配比对种子和幼苗的影响，证明种子发芽和幼苗生长完全依靠培养基提供养料，并找到种子萌发、幼苗生长适合的营养培养基和调控幼苗根茎生长的激素配比。

种子试管苗已分批送回霍山药材培植场栽培，有些在那里已成片成活，并开始生长。省医药局认为系霍山石斛野生改家种试验中的一个重大突破。

图6-2　安徽农学院学报　（1983.07.02）　简讯

1985年7月11日，由安徽农学院、霍山县医药公司开展，主要由徐云鹃、于力文、何云峙、叶嗣昌、王会明等完成的"霍山石斛野生改家种试验技术研究"通过了省级成果鉴定，此项成果挽救了霍山石斛，1986年获安徽省科学技术进步奖二等奖（图6-3至图6-6）。

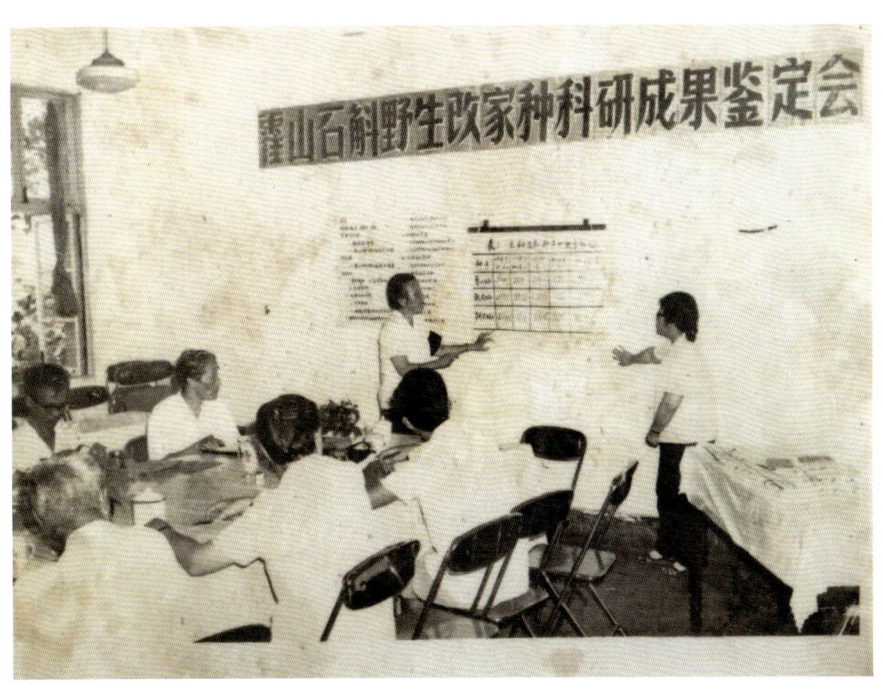

图6-3　霍山石斛野生改家种科研成果鉴定会　（1985.07.11）

41. 霍山石斛野生变家种试验技术研究

〔完成单位〕 安徽农学院、霍山县医药公司。

〔主要完成者〕 徐云鹏、于力文、何云峙、叶嗣昌、王会明。

〔成果内容〕 霍山石斛是中药石斛中的上品，驰名国内外，但现已濒临绝迹。为保存这一名贵药材，满足社会需要，5年来经过大量试验，基本上完成：①在变野生为人工栽培试验方面获得成功；②用组织培养法，掌握了石斛种子繁殖，幼苗生长的规律和条件，筛选出适合种子萌发和幼苗生长较好的培养基和调控幼苗根茎生长的激素配比；③用萌发的试管苗模拟野生生态条件进行人工试栽获得成功（试栽试管苗5万株成活率1984年为77%，1985年在90%以上，目前长势良好）。

〔组织鉴定单位〕 安徽省科学技术委员会、安徽省医药管理局。

〔鉴定意见〕

1. 模拟野生生态环境，解决了霍山石斛野生变人工栽培和试管苗移栽等问题。
2. 用组织培养法证明了：①种子萌发和生长过程完全依赖提供营养和必要条件；②选出两种适合种子繁殖的培养基；③选出较好的调控幼苗根茎生长的激素配比。
3. 为霍山石斛试管苗的工厂化生产提出简化培养基和培养条件，降低了成本。

本研究把霍山石斛生产中的一些问题从理论和实践上初步得到解决，特别是成功地解决了自然环境人工栽培和试管苗移栽等问题，这不仅挽救和保护了这一名贵中药，而且为增加生产，满足社会需求，增创外汇，提高经济效益，创造了有利条件。

〔鉴定日期〕 1985年7月11日。

〔任务来源〕 安徽省科学技术委员会、安徽省医药管理局。

〔研究起止时间〕 1980年7月～1985年6月。

图6-4 霍山石斛野生变家种科研成果简介

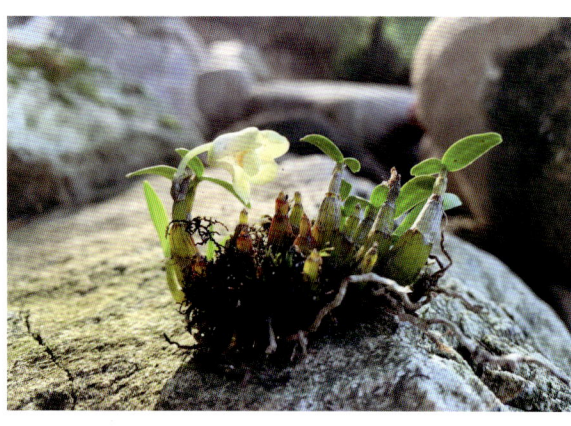
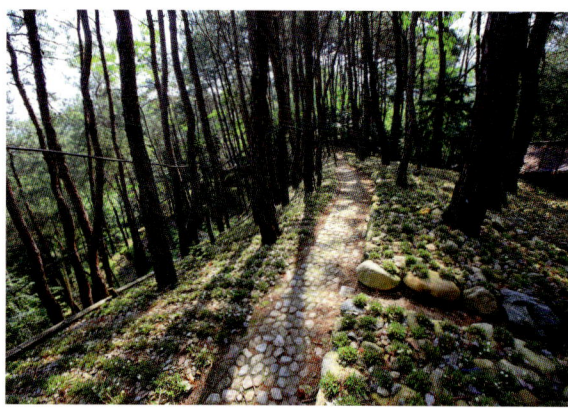

图6-5 石上仿野生霍山石斛　　　　　　　图6-6 霍山石斛野生变家种　种源基地

三、霍山石斛的命名

我国现有植物约3万种，按照国际惯例，所有物种均有统一的拉丁文学名，在这3万种植物中，由中国人进行分类定名的少之又少，霍山石斛就是十分难得的一种。虽然它早在1700年前就有记载，但始终未归宗入籍，直至1982年5月安徽中医学院王立志等从霍山县长冲中药材培植场何云峙处取得标本，再经由唐振缁、程式君二位学者于1984年7月才正式发表了它的学名：霍山石斛（*Dendrobium huoshanense* C.Z.Tang et S.J.Cheng），这才真正入籍归宗（图6-7至图6-8）。

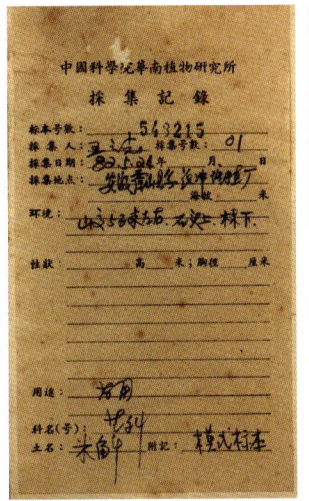
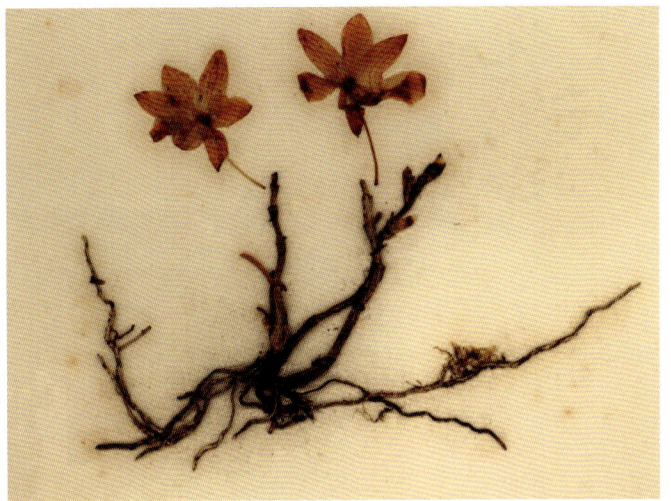
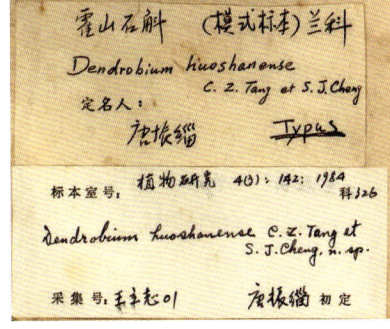
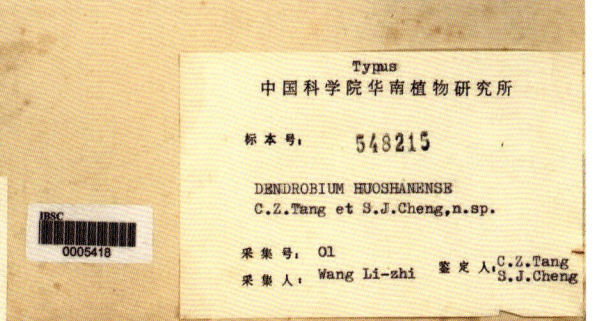

图6-7　霍山石斛命名　模式标本

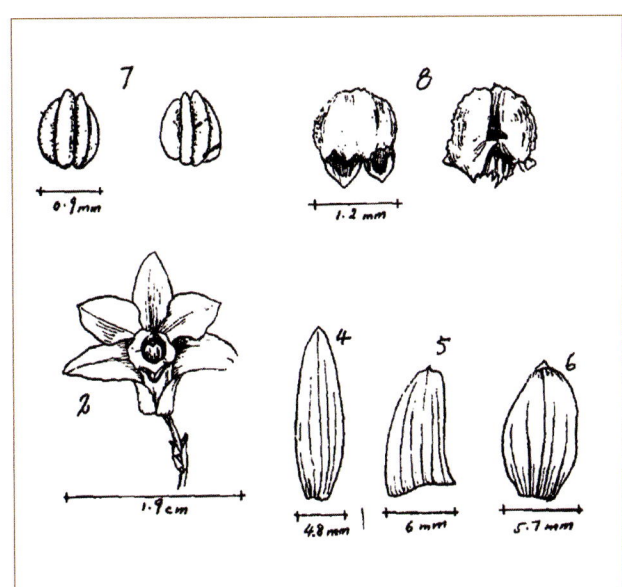
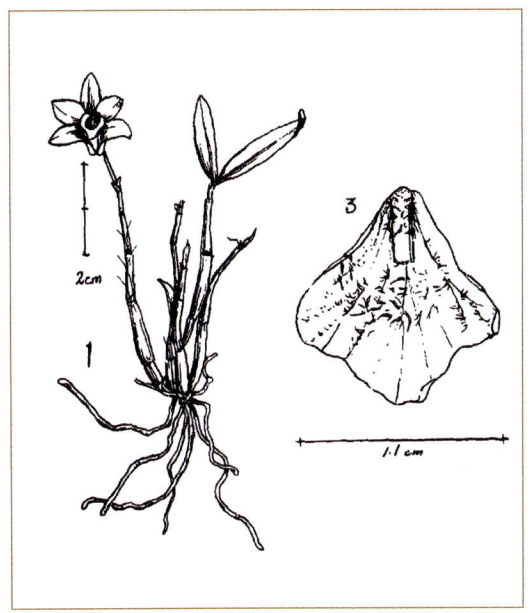

1.植被；2.花正面；3.唇瓣；4.中萼片；5.侧萼片；6.花瓣；7.花粉块；8.药帽。

图6-8　霍山石斛（唐振缁、程式君绘）

四、霍山石斛仿野生种植成功

1987年霍山石斛工厂化生产项目获星火计划支持，同年霍山石斛试管苗生产也获得成功，何云峙开始着手试管苗栽培技术研究，并获得初步成功；2001年3月，在霍山县县委、县政府的高度重视下，霍山石斛物种保护和开发的人大代表议案予以落实，将政府的近千平方米的霍山石斛基地划归何云峙经营发展；2001年8月何云峙成立了霍山县长冲中药材开发有限公司，将霍山石斛以公司+农户的形式向全县推广。

2002年11月霍山县长冲中药材开发有限公司的"霍山石斛产业化开发项目"被评为安徽省高技术产业化示范项目。同时霍山石斛协会在太平畈乡成立。至此，霍山石斛由一家种植发展到多家种植，何云峙也毫不犹豫地教群众种植石斛。为了推动霍山石斛产业化发展，何云峙又先后与安徽中医药大学、皖西学院、安徽农业大学、合肥工业大学等院校合作，建立了霍山石斛快繁及栽培技术体系，实现了霍山石斛种苗繁育及栽培技术的突破，仿野生栽培获得大面积成功（图6-9至图6-13）。

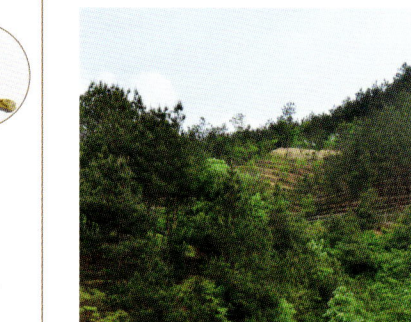

图6-9 霍山石斛仿野生栽培基地生态环境

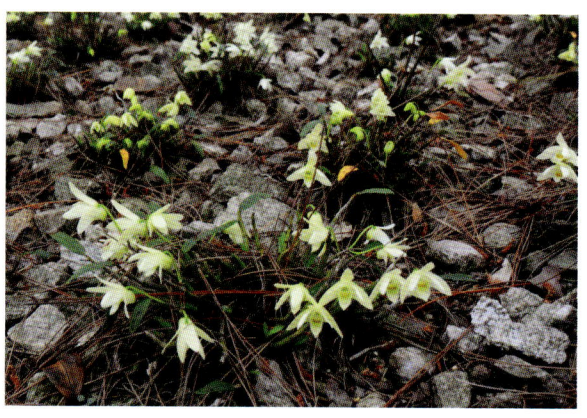

图6-10 霍山石斛仿野生栽培基地近景（一）

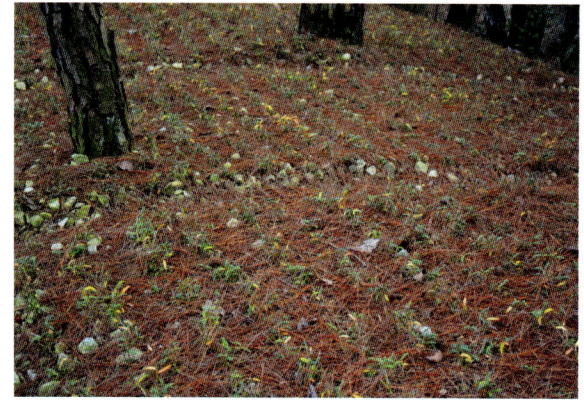

图6-11 霍山石斛仿野生栽培基地近景（二）

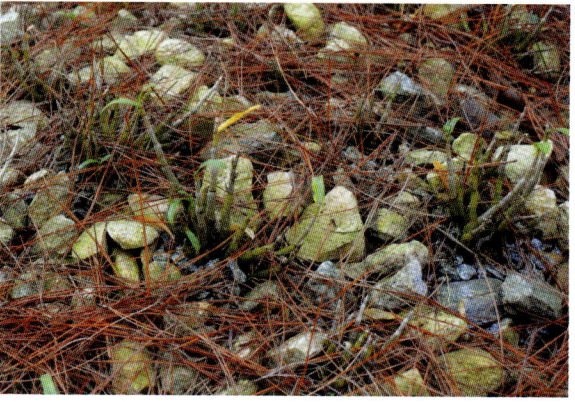

图6-12 霍山石斛石上仿野生栽培（一）

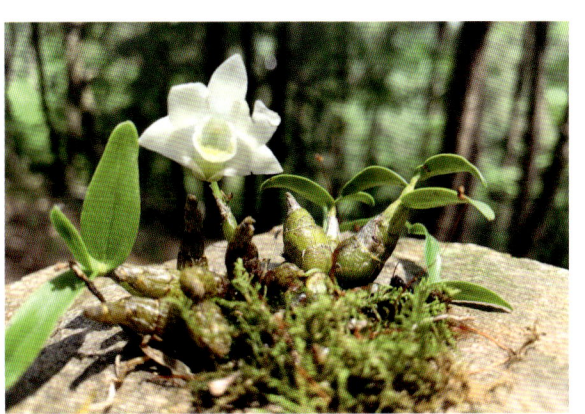

图6-13　霍山石斛石上仿野生栽培（二）

五、霍山石斛、霍斗进入2020版《中华人民共和国药典》

在霍山县的高度重视下，经过安徽省各有关单位以及国内其他研究霍山石斛质量标准基础较好的高校和科研单位的多方共同努力，霍山石斛终于进入了2020版《中华人民共和国药典》，为霍山石斛产业的规范发展插上了翅膀（图6-14至图6-18）！

石　斛

Shihu

DENDROBII CAULIS

本品为兰科植物金钗石斛 *Dendrobium nobile* Lindl.、霍山石斛 *Dendrobium huoshanense* C. Z. Tang et S. J. Cheng、鼓槌石斛 *Dendrobium chrysotoxum* Lindl. 或流苏石斛 *Dendrobium fimbriatum* Hook. 的栽培品及其同属植物近似种的新鲜或干燥茎。全年均可采收，鲜用者除去根和泥沙；干用者采收后，除去杂质，用开水略烫或烘软，再边搓边烘晒，至叶鞘搓净，干燥。霍山石斛11月至翌年3月采收，除去叶、根须及泥沙等杂质，洗净，鲜用，或加热除去叶鞘制成干条；或边加热边扭成螺旋状或弹簧状，干燥，称霍山石斛枫斗。

霍山石斛　干条呈直条状或不规则弯曲形，长2～8cm，直径1～4mm。表面淡黄绿色至黄绿色，偶有黄褐色斑块，有细纵纹，节明显，节上有的可见残留的灰白色膜质叶鞘；一端可见茎基部残留的短须根或须根痕，另一端为茎尖，较细。质硬而脆，易折断，断面平坦，灰黄色至灰绿色，略角质状。气微，味淡，嚼之有黏性。鲜品稍肥大。肉质，易折断，断面淡黄绿色至深绿色。气微，味淡，嚼之有黏性且少有渣。枫斗呈螺旋形或弹簧状，通常为2～5个旋纹，茎拉直后性状同干条。

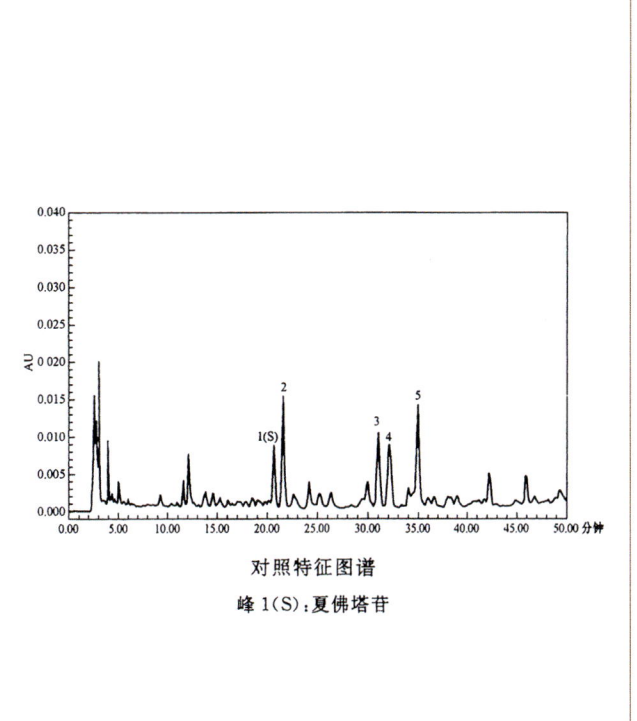

图6-14　《中华人民共和国药典》2020版（一部）霍山石斛、枫斗（霍斗）

对照特征图谱

峰1(S)：夏佛塔苷

图6-15　《中华人民共和国药典》2020版（一部）霍山石斛对照特征图谱

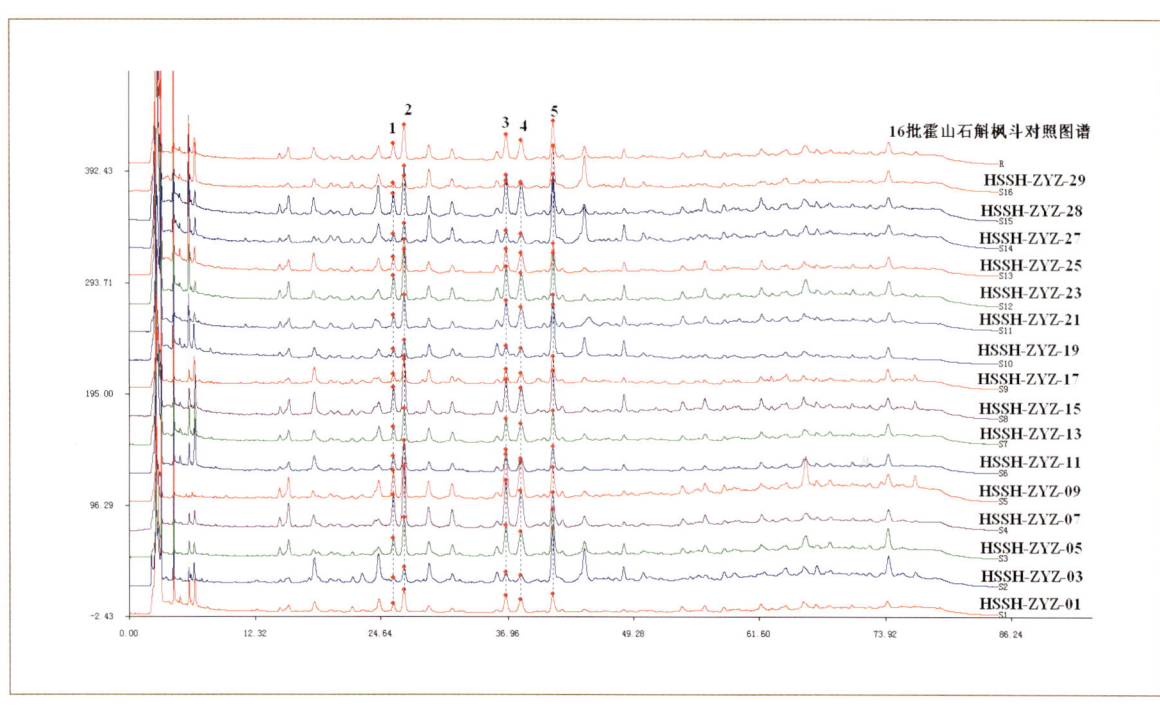

图6-16 《中华人民共和国药典》 霍山石斛枫斗特征图谱研究（部分图谱）

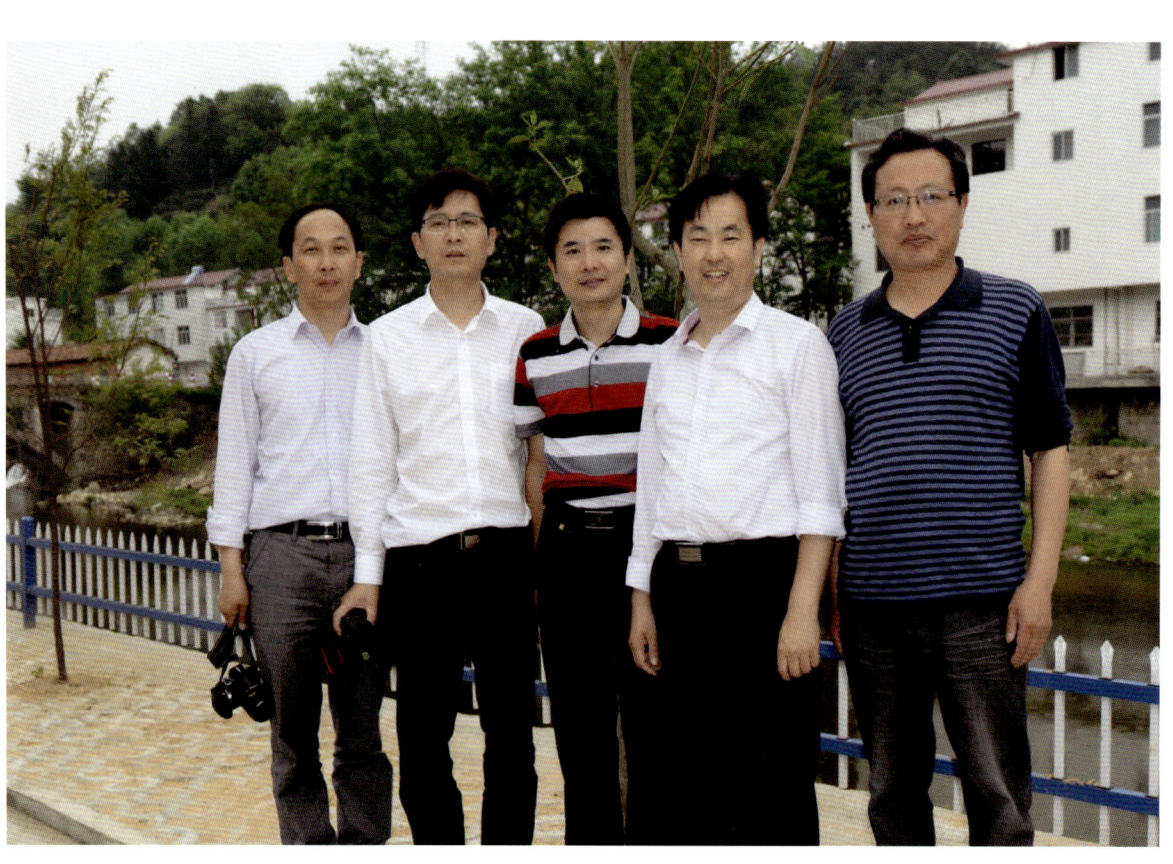

图6-17 2015.05 作者探野生霍山石斛归来 共谋霍山石斛进《中华人民共和国药典》大计

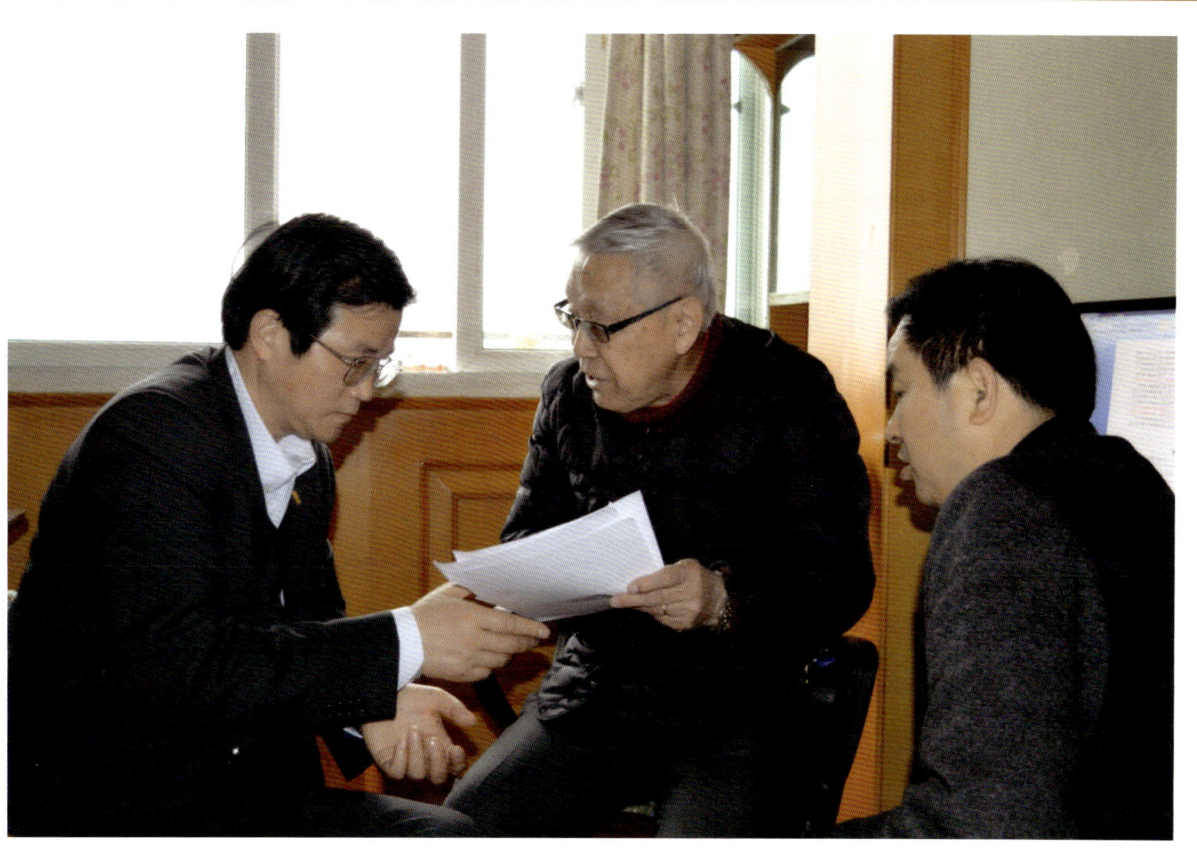

图6-18　2016.03，为霍山石斛进《中华人民共和国药典》有关部门及专家到上海专访顺老　图为老专家倾心指导

六、霍山石斛发展再建议

2015年，笔者受邀编写《中华仙草　霍山石斛》专著，在总论中我们提出如下倡议：

（1）霍山石斛作为古代石斛应用最早的道地正品，随着规模量产，应尽早纳入《中华人民共和国药典》。

（2）加强野生种源保护，完善栽培模式，确保道地药材品质。

（3）规范霍山石斛枫斗的加工，突出"龙头凤尾"之特色。

（4）深入系统开展药材质量标准、药效与作用机制等研究，为霍山石斛的长远发展奠定基础。

（5）挖掘功效，科学组方，开发适宜于现代病症的健康养生产品。

（6）开展霍山石斛、铁皮石斛、铜皮石斛化学成分、药理、功效的系统深入比较，科学定位。

（7）继承发扬、规范宣传，霍山石斛（米斛）才是真"霍斛"、真"霍斗"。

（8）正确认识，科学发展，大力弘扬霍山石斛这一宝贵的中医药文化遗产。

转眼已至2022年，过去的7年，在霍山县政府的高度重视下，霍山石斛产业快速发展，尤其经过大家的共同努力，霍山石斛已进入2020版《中华人民共和国药典》，幸甚！

在一片繁荣的后面，我们还需要有非常清醒的认识，继续坚持打牢基础，才能砥砺行远！现提出一些需要思考以及重视的关键问题，供霍山石斛可持续发展参考：

（1）霍山石斛作为名贵道地药材，道地性成因的科学阐释。

（2）龙头凤尾是古人的智慧结晶，今人传承、发扬光大，确属难得；但更需根据药材、药性特点，开发适应现代养生需求的时代产品。

（3）深入开展生态种植（石上仿野生种植）霍山石斛质量的全面评价；生态种植对有效成分的影响；原生境石上栽培与大棚栽培的霍山石斛有效成分的差异；霍斗存放多年有效成分的变化等。

（4）科学的发展日趋深入，霍山石斛的研究应充分利用前沿科学（尤其糖科学）的研究进展，勇于攀登，开阔思路，才能尽吾辈"守正创新"之责。

（5）抓紧开展必要的临床疗效观察，在分析、总结霍山石斛传统功效、名医用法的基础上，可针对一些时代病症，选取好的名方验方，开展规范的临床研究，取得临床疗效的确切数据，以筛选出优势的防治病种，这才是长远之计。

（6）在前期初步安全性评价的基础上，全面、系统、深入开展霍山石斛的安全性研究，稳固产业发展的基石。

（7）在确保种质资源安全的基础上，让米斛重返大自然，重返六安山谷水傍石上，绿水青山间，造福后世子孙。有些现在理解不了的难题，留给后人去探索，也挺好！

（8）盛世出石斛，文化传千年。文化的梳理和传承是吾辈之责，感古人之心，担文化流传之责！

第七章 非物质文化遗产——霍山石斛炮制技艺

龙头凤尾

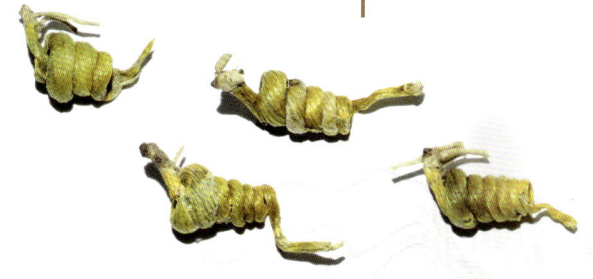

一、省级非物质文化遗产——石斛炮制技艺证书

相关证书见图7-1至图7-4。

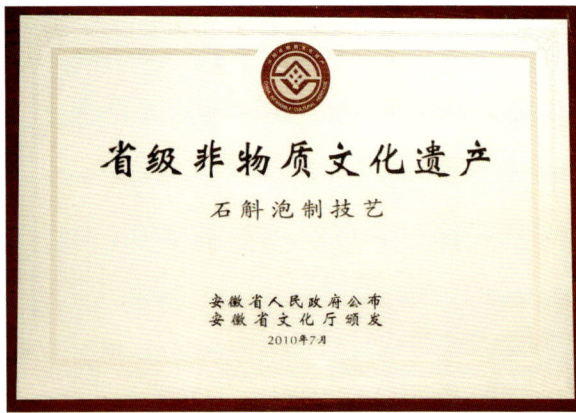

图7-1 石斛炮制*技艺省级非物质文化遗产证书

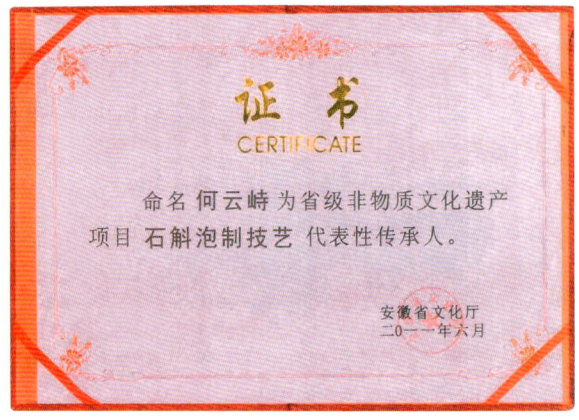

图7-2 石斛炮制技艺代表性传承人证书（何云峙）

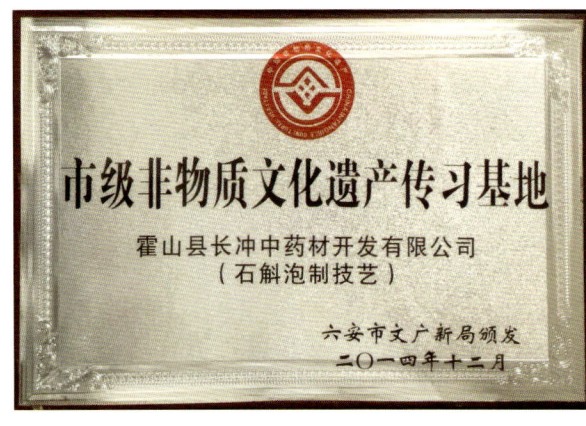

图7-3 市级非物质文化遗产传习基地证书

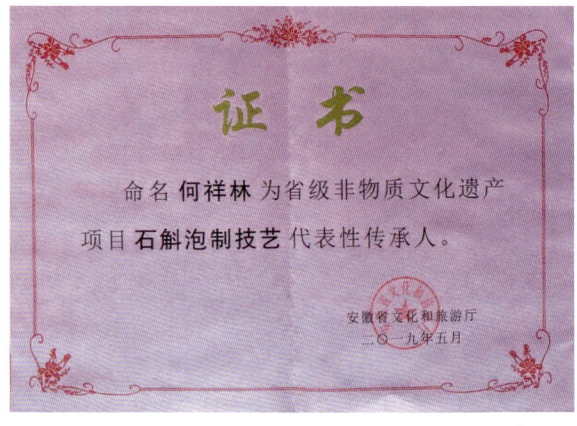

图7-4 石斛炮制技艺代表性传承人证书（何祥林）

---

*：炮制，当地习称泡制。

二、省级非物质文化遗产批准名录

省级非物质文化遗产批准名录见图7-5、图7-6。

安徽省人民政府关于公布第三批省级非物质文化遗产名录和扩展项目名录的通知

皖政〔2010〕72号

各市、县人民政府，省政府各部门、各直属机构：

省政府批准省文化厅确定的安徽省第三批省级非物质文化遗产名录（共计66项）和扩展项目名录（共计5项），现予公布。

省级非物质文化遗产所在地各级政府和有关部门要按照《安徽省人民政府关于加强文化遗产保护的通知》（皖政〔2006〕40号）有关要求，认真贯彻"保护为主、抢救第一、合理利用、传承发展"的工作方针，制定保护规划，明确目标责任，落实保护措施，建立传承机制，切实做好非物质文化遗产的保护、管理和合理利用工作。

安徽省人民政府
二〇一〇年七月十九日

图7-5　石斛炮制技艺进入安徽省第三批省级非物质文化遗产名录的通知

安徽省第三批省级非物质文化遗产名录

八、传统技艺（15项）				
39	Ⅷ—41	秋石制作技艺	安庆市桐城市	
40	Ⅷ—42	大九华水磨玉骨绢扇制作技艺	池州市青阳县	
41	Ⅷ—43	阜阳刺绣（细阳刺绣、界首刺绣）	阜阳市太和县 阜阳市界首市	合并项
42	Ⅷ—44	口子窖酒酿造技艺	淮北市	
43	Ⅷ—45	寿州窑陶瓷制作技艺	淮南市八公山区、大通区	
44	Ⅷ—46	泗县药物布鞋制作技艺	宿州市泗县	
45	Ⅷ—47	中国传统失蜡法	铜陵市	
46	Ⅷ—48	古南丰徽派本坊小缸酿造技艺	宣城市郎溪县	
47	Ⅷ—49	大王冲佛香制作技艺	芜湖市南陵县	
48	Ⅷ—50	耿福兴传统小吃制作技艺	芜湖市镜湖区	
49	Ⅷ—51	徽州毛笔制作技艺	黄山市屯溪区	
50	Ⅷ—52	利源手工制麻技艺	黄山市黟县	
51	Ⅷ—53	余香石笛制作技艺	黄山市黟县	
52	Ⅷ—54	杜氏刻铜技艺	阜阳市	
53	Ⅷ—55	石斛泡制技艺	六安市霍山县	
九、传统医药（空缺）				

图7-6　石斛炮制技艺列入传统技艺中

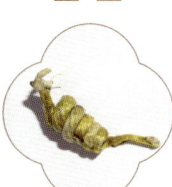

三、省级非物质文化遗产传承谱系

（一）霍山石斛历史文化传承

自汉代"石斛出六安"以来，霍山石斛在唐代已大量应用，且占据主流地位，并延续到宋代，无疑是石斛药材中应用最早的道地品种。其被《神农本草经》列为上品，且大量进贡，足以显示其尊贵的地位。从唐代的"六安石斛"，到宋代的"寿州石斛"，再到清代明确称之为"霍山石斛"，其实是一脉相承，其道地性毋庸置疑。称之为"中华千年养生仙草"，确也名副其实。

盛世出石斛，从大唐盛世，到清代康乾盛世，都能见到霍山石斛的闪亮身影。然福兮祸所伏，每一次大量使用的背后，霍山石斛野生资源似都在哭诉……从历史数据（信息）分析来看，已经产生了四次大的缺失期，而每一次的休养生息均需超过一百年，足见其珍稀的程度；更加需要引起重视的是，在每一次缺失期之后，恢复所需要的时间都长于应用的时间，且本身应用的时间段也越来越短，无一不显示霍山石斛野生资源遭到了毁灭性的掠夺，野生资源的自然恢复愈发艰难。

清·乾隆四十一年（1776年）《霍山县志》记载"因采购者众，本山搜剔已空"，清·光绪三十一年（1905年）《霍山县志》更形容"石斛则又搜求殆尽，寥寥如晨星矣"。中华人民共和国成立后，直到20世纪70年代初，霍山县太平畈乡当地被称为大别山药王的何云峙开始着手霍山石斛野生资源的寻找和试种，1971—1979年仅采到2 kg多霍山石斛。20世纪80年代初，在何云峙保留的野生霍山石斛的基础上，安徽中医学院、安徽农学院、安徽大学、霍山县医药公司等单位成立霍山石斛研究组，并在霍山县长冲中药材培植场建立试验基地。1985年7月11日由安徽农学院徐云鹃、于力文以及霍山县医药公司何云峙、叶嗣昌、王会明等完成的"霍山石斛野生改家种试验技术研究"通过了省级成果鉴定，此项成果挽救了霍山石斛，为进一步扩大生产打下了基础。与此同时，1982年5月安徽中医学院王立志等从霍山县何云峙处取得标本，提供给唐振缁、程式君研究，后者于1984年7月正式发表了霍山石斛的学名。几十年来何云峙对霍山石斛野生资源的收集和保护，再加上近年来，在当地政府的高度重视下，霍山石斛的产业化快速发展，霍山石斛真正重现人间。

（二）霍斗非物质文化遗产传承

起源于安徽霍山县的霍石斛或霍斗，在《本草纲目拾遗》中记述的一种"形曲不直"及另一种"有成毡（球）者"的两种形式的产品，特别是后一种，与今日风行的枫斗，从加工方法、产品形成以及应用方式等多方面来看，二者基本或完全一致，因而过去的这两种产品就是枫斗的前身。换句话说，最早期的枫斗产品应起源于安徽霍山，是用产于安徽霍山的我国特有植物物种，形体特别矮小的霍山石斛茎加工而成的。不过当时只有枫斗之实，而无枫斗之名。

直到20世纪80年代初，何云峙在研究石斛野生改家种的同时，也一直在研究恢复失传已久的霍山石斛枫斗炮制技艺（图7-7），经过多年的反复摸索，1986年成功恢复并发明了霍山石斛现代枫斗的炮制技艺，2010年7月被录入安徽省省级非物质文化遗产名录。

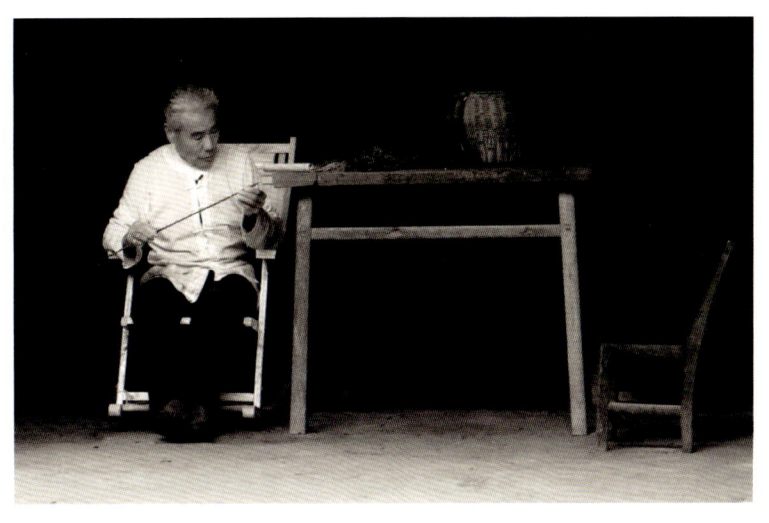

图7-7　何云峙摸索霍山石斛枫斗炮制技艺　（高先祥/摄影）

何云峙（1933—2015年），安徽省霍山县太平畈乡王家店村人，农民技师，省级非物质文化遗产石斛炮制技艺代表性传承人。霍山县政协第二、三、四届委员，霍山县第十二、十三、十四届人大代表，1988年、1993年分别当选安徽省第七届和第八届人大代表。1970年开始专注于中药材栽培技术研究，1983年被安徽省人民政府授予"农村科普红旗手"称号，1986年"霍山石斛野生改家种试验技术研究"成果获安徽省科学技术进步奖二等奖，1988年被中国科学技术协会授予"科技致富能手"称号，1997年被中共安徽省委授予"优秀共产党员"称号，2002年他参与申报的"霍山石斛物种保护和技术开发产业化项目"被列为安徽省高科技产业化示范项目。

鉴于石斛属植物不易干枯，南北朝时期以"桑灰汤沃之"法加工，后经唐宋明清的不断发展，才形成独具特色的枫斗炮制技艺。《本草纲目拾遗》称霍山石斛："出江南霍山……色黄，而形曲不直，有成毬（球）者，彼土人以代茶茗。"由此可推断，枫斗的加工距今已有200多年的历史。但霍山石斛分布范围狭窄、资源有限，故历史上多次失传。为挽救霍山石斛濒临绝迹状态，1975年霍山县政府组织了霍山石斛野生资源调查，同时将采到的野生石斛委托何云峙进行野生改家种试验技术的研究，在安徽农学院等院校的帮助下，终于成功。由于贡献突出，何云峙多次受到各级政府表彰。2014年6月央视《流行无限》节目播放了《大别山里的"药王"何云峙》专题片，留下了珍贵的影像资料，见图7-8至图7-11。

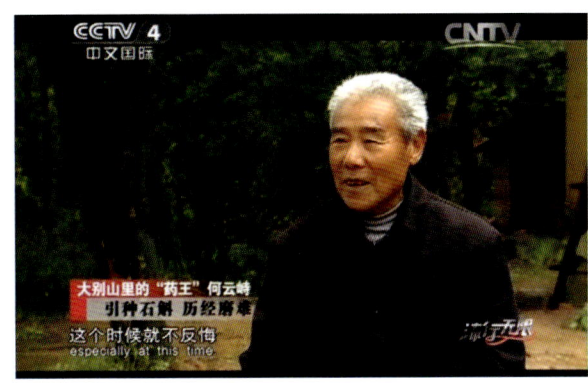

引种石斛，历经磨难，不反悔。

图7-8　央视《流行无限》（2014.06.01）　图像1

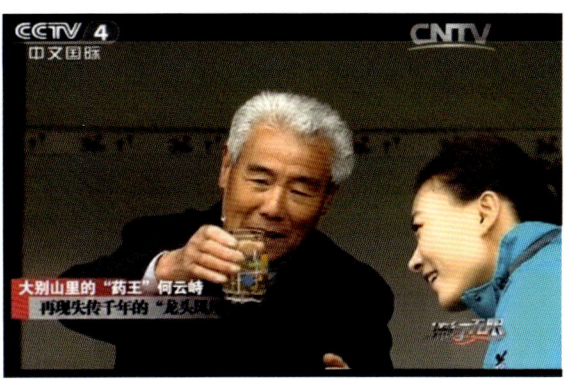

再现失传的"龙头凤尾"。

图7-9　央视《流行无限》（2014.06.01）　图像2

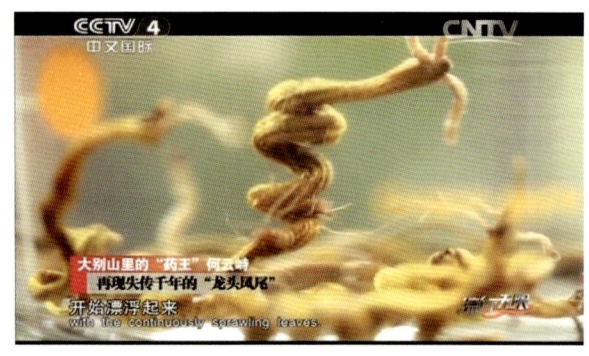

"龙头凤尾"。	"龙头朝上"。
图7-10 央视《流行无限》（2014.06.01） 图像3	图7-11 央视《流行无限》（2014.06.01） 图像4

（三）霍山石斛炮制技艺非物质文化遗产传承序谱

霍斗是一种利用兰科石斛属植物霍山石斛中的一些植株形体比较小、茎肉质粗壮、质地柔软又富含膏滋的成熟茎，经过多道工序加工而成，又称龙头凤尾。

（1）华佗、吴普、李当之　汉《名医别录》

"七月、八月采茎，阴干。"

（2）陶弘景　南北朝《本草经集注》

"桑灰汤沃之，色如金，形似蚱蜢髀者为佳。"

（3）雷敩　南北朝《雷公炮制论》

"凡使，先去头、土了。用酒浸一宿，漉出，于日中曝干，却，用酥蒸，从巳至酉，却，徐徐焙干用。"

（4）孙思邈　唐《备急千金要方》

"凡牛膝、石斛等，入汤、酒，拍碎用之；石斛入丸、散者，先以砧槌极打令碎，乃入臼，不尔捣不熟，入酒亦然。"

（5）苏敬等　唐《新修本草》

"作干石斛，先以酒洗，捋蒸，炙成，不用灰汤。"

（6）苏颂等　北宋《本草图经》

"七月、八月采茎，以桑灰汤沃之，色如金，阴干用。或云以酒洗，捋蒸，炙成，不用灰汤。"

（7）李时珍　明《本草纲目》

"敩曰：凡使，去根头，用酒浸一宿，曝干，以酥拌蒸之，从巳至酉，徐徐焙干用。入补药乃效。"

（8）赵学敏　清《本草纲目拾遗》

"出江南霍山，形较钗斛细小，色黄，而形曲不直，有成毯（球）者，彼土人以代茶茗。"

（9）何国钦（1872年出生）　民国　厚德堂

继承掌握了前人霍斗的炮制加工方法。

（10）何云峙　现代霍山石斛枫斗炮制技艺发明人

霍山石斛枫斗炮制技艺：采摘—去杂理条—炒制（杀青）—揉搓去鞘—摊晾—清洗—绕条、加箍—烘焙、紧坯定型—放坯—去箍（龙须草）—复火烘干—分级（龙头凤尾）。

（11）何祥林　霍山石斛炮制技艺代表性传承人

安徽省省级非物质文化遗产项目霍山石斛炮制技艺代表性传承人何云峙的唯一传人。霍山石斛枫斗传统炮制技艺于2010年被列入安徽省非物质文化遗产名录，并在省级非物质文化遗产项目代表性传承人何云峙手中得到了普及和推广。为了更好地传承霍山石斛炮制技艺，何祥林不但认真地接受了父亲对石斛的培育、炮制技术的指导，还积极地向国内石斛界知名专家学习。先后学习石斛分类方面的知识和石斛深加工等方面的知识，同时联合石斛知名专家教授顺庆生、魏刚等整理了有关霍山石斛枫斗炮制和应用等方面的历史资料，收集了从汉代到现代2 000多年的有关霍山石斛的珍贵资料。"作为霍山石斛炮制技艺代表性传承人的唯一传人，我有责任和义务把霍山石斛炮制技艺传承好，把霍山石斛原种保护好"，何祥林如是说。他还先后多次联合安徽省林业厅、科技厅、农委等单位，进行霍山石斛栽培、炮制技艺加工培训，累计培训人数为1 000多人。

2018年4月何祥林协助CCTV 10《花季中国》栏目组拍摄霍山米斛专题报道，其中也展示了枫斗的炮制技艺，见图7-12至图7-19。

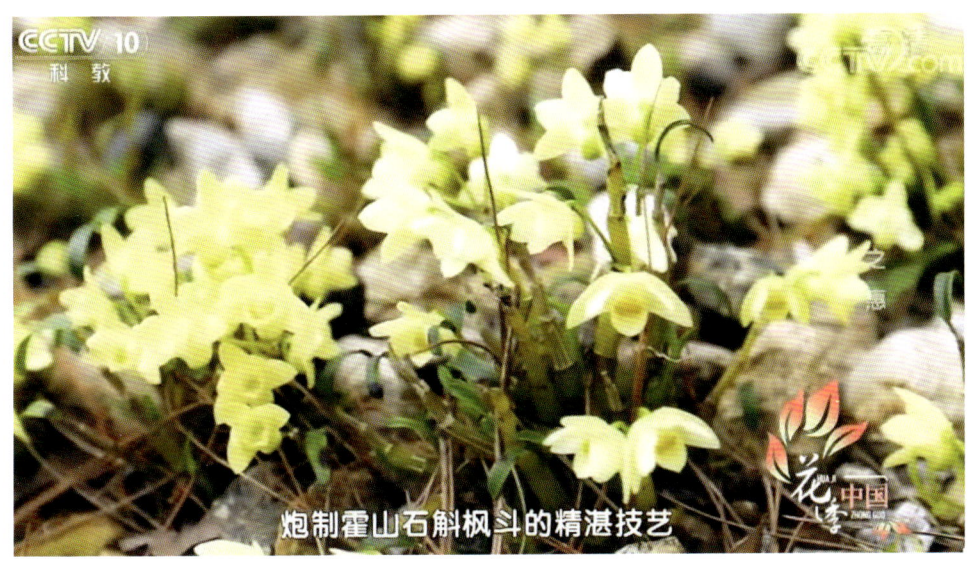

图7-12　《花季中国》（2018.04.29）　霍山石斛开花

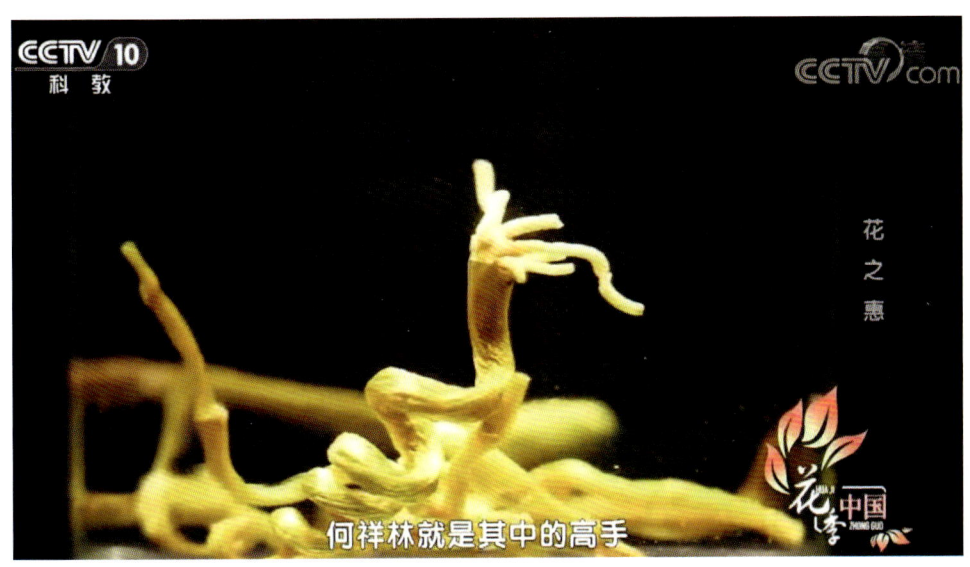

图7-13　《花季中国》（2018.04.29）　水中龙头凤尾

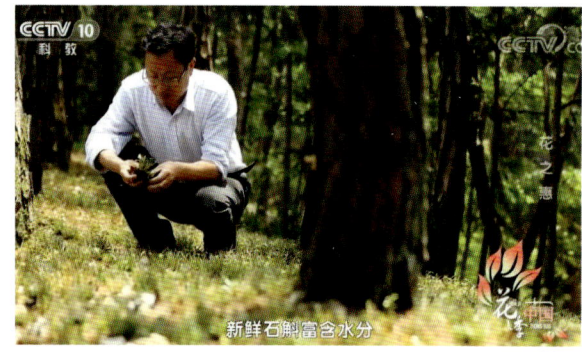

图7-14 《花季中国》（2018.04.29） 种源基地　　　图7-15 《花季中国》（2018.04.29） 野生资源

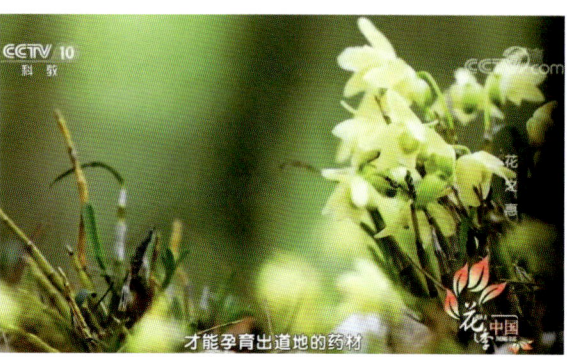

图7-16 《花季中国》（2018.04.29） 道地药材　　　图7-17 《花季中国》（2018.04.29） 炮制加工

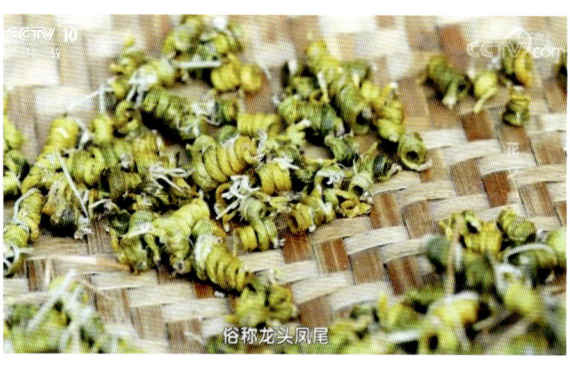

图7-18 《花季中国》（2018.04.29） 霍斗成型　　　图7-19 《花季中国》（2018.04.29） 龙头凤尾

第八章 霍斗炮制技艺工艺流程

龙头凤尾

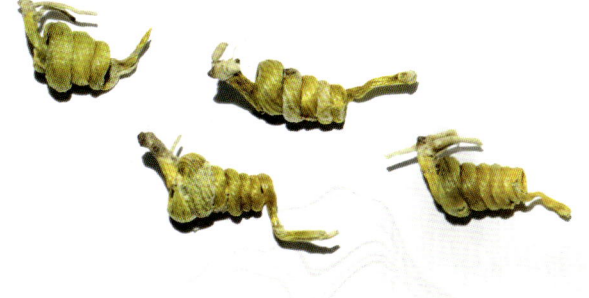

霍山石斛枫斗炮制技艺2010年7月列入安徽省省级非物质文化遗产名录，其主要工序分为：采摘、去杂理条、炒制（杀青）、揉搓去鞘、摊晾、清洗、绕条加箍、烘焙、紧坯定型、放坯去箍（龙须草）、复火、分级（龙头凤尾）等工艺流程。加工成型的霍山石斛枫斗形如昂起的龙头和翘起的凤尾，俗称"龙头凤尾"，是枫斗中的极品。

一、采摘

每年11月至次年的4月中旬，选取3年的霍山石斛茎采摘（图8-1），置于室内阴凉、通风、干燥处存放。

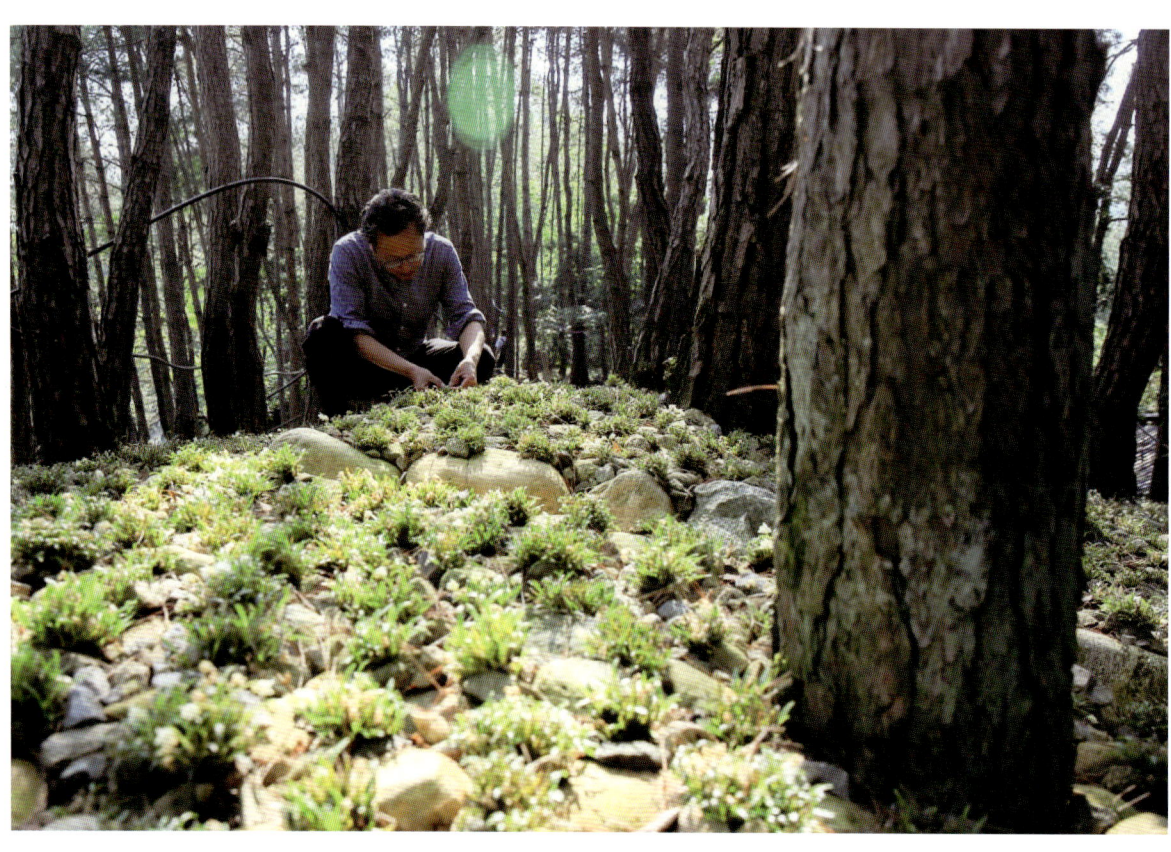

图8-1　鲜条采摘

二、去杂理条

1. 去杂

霍山石斛鲜条采摘后，去除杂草、泥土等，清洗干净。

2. 去叶

制作霍斗所采用的是霍山石斛的茎，轻轻摘除茎上的叶片，避免损伤茎条，保持完整美观。

3. 剪根

沿着根部剪除多余的须根，可保留2～3条4～6 mm的须根。

4. 分拣

将处理好石斛的茎根据长短、粗细、大小进行归类，尽量保持一致。如图8-2、图8-3。

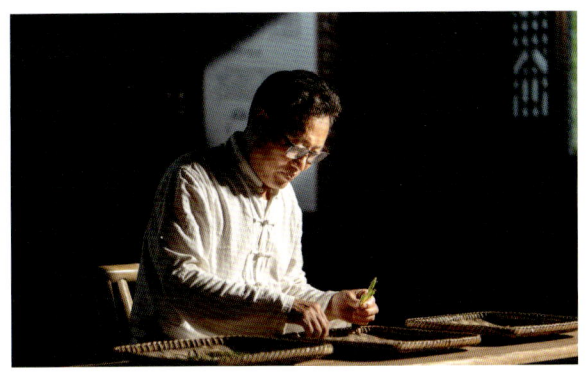
图8-2 分拣（一）
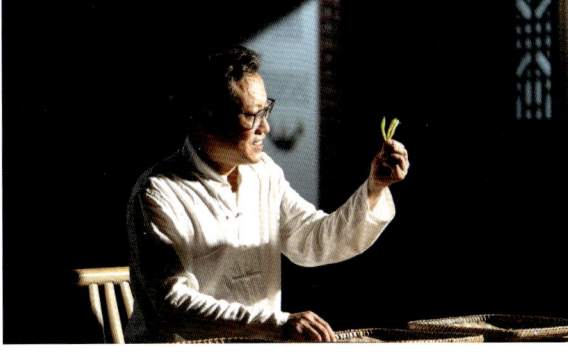
图8-3 分拣（二）

三、炒制（杀青）

将不同大小的鲜茎分别放入温度为120℃左右的不锈钢锅（或传统铁锅）中，不断翻炒，直至叶鞘干燥张开，茎条柔软时取出；注意避免炒焦等损伤茎条的美观。如图8-4、图8-5。

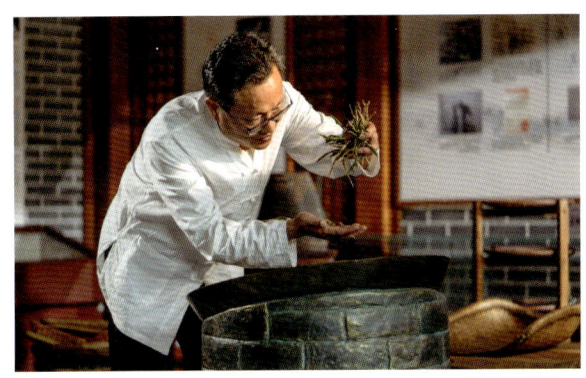
图8-4 炒制（杀青）（一）
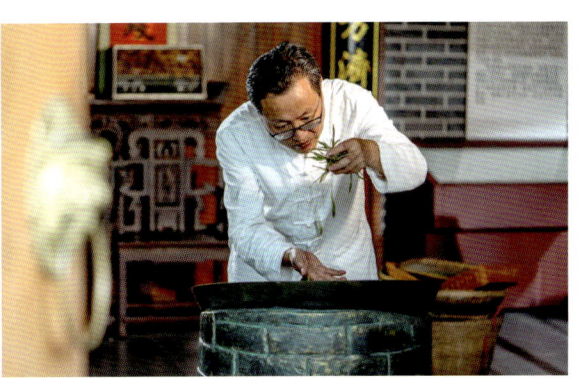
图8-5 炒制（杀青）（二）

四、揉搓去鞘

将炒制出锅的霍山石斛茎放在操作台上揉搓，去除叶鞘，揉搓时用力要轻柔均匀，直到叶鞘除干净为止。如图8-6、图8-7。

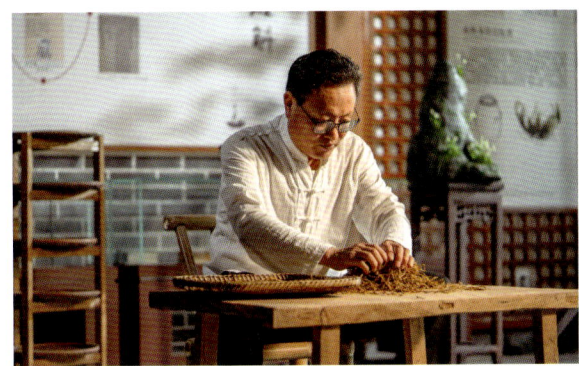
图8-6 揉搓去鞘（一）
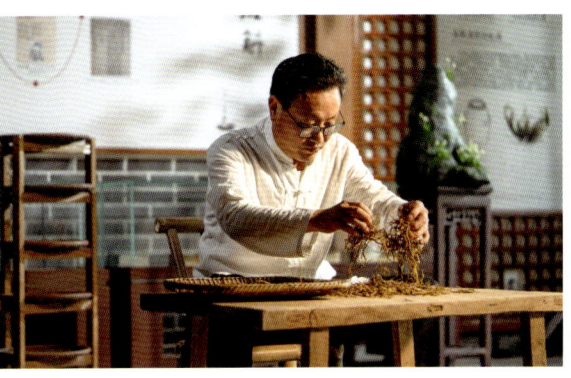
图8-7 揉搓去鞘（二）

五、摊晾

将去鞘的霍山石斛茎，置于竹筛中摊晾，摊晾地方需通风、干燥、避免直射阳光。如图8-8。

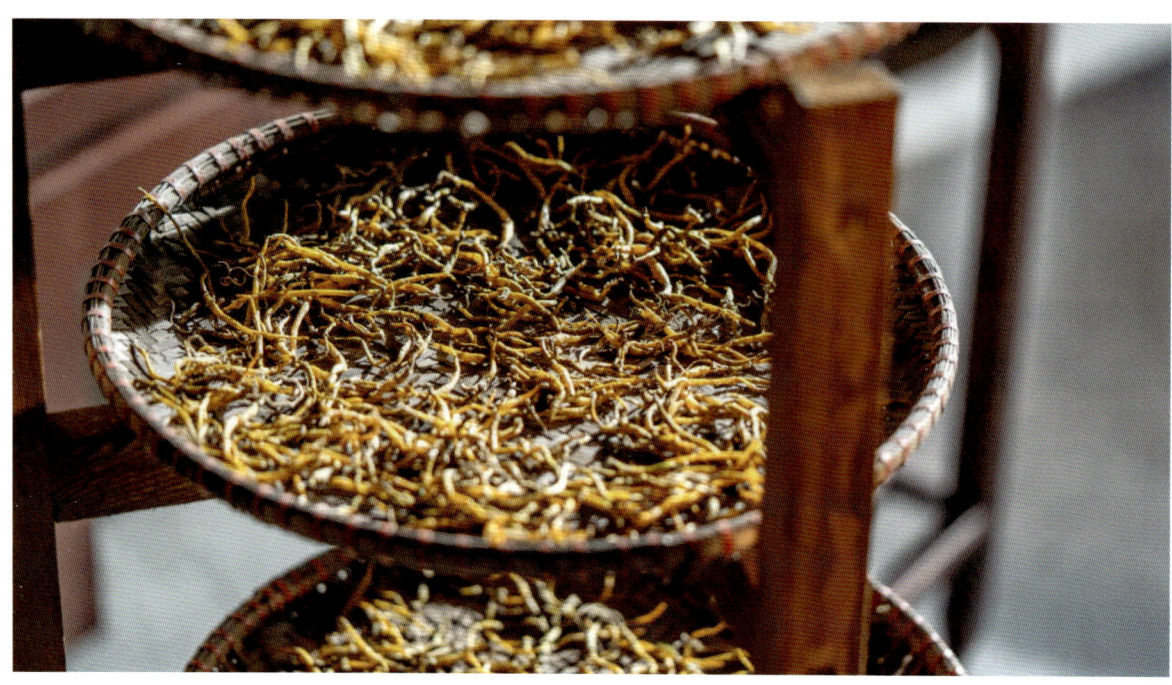

图8-8 摊晾

六、清洗

待摊晾的石斛炒条自然失水约50%时，取出炒条放盆中清洗干净，滤出。

七、绕条、加箍

将清洗后晾干表面水分的炒条放在40℃左右文火上烘焙，待茎软化后将其缠绕在直径2 mm左右的不锈钢丝上，边缠绕边用龙须草将茎的两端固定，缠绕过程中搓捻茎时手法要轻柔，避免茎破损和折断。如图8-9，图8-10。

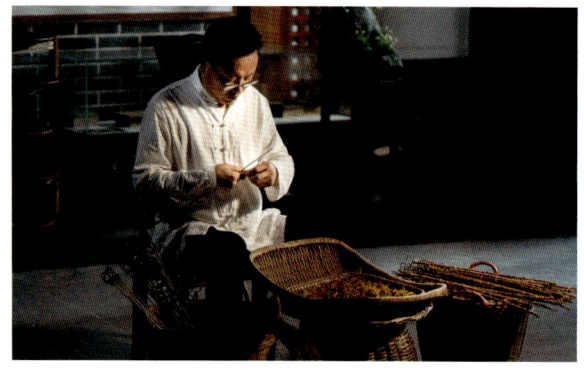
图8-9 绕条

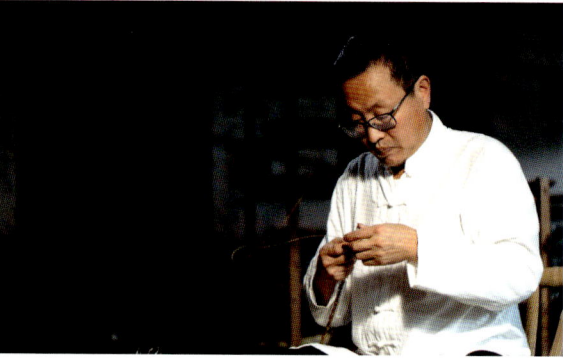
图8-10 加箍

八、烘焙、紧坯定型

将绕有石斛炒条的不锈钢丝置于竹炕之上烘焙，在烘焙过程中温度控制在70℃左右，并随时观察，待不锈钢丝上的绕条环收缩松开时，按照绕条的方向旋紧，同时从上至下收紧绕条环使其呈紧凑弹簧状，收紧龙须草，防止松散，烘焙与紧坯定型操作交替进行4次。如图8-11、图8-12。

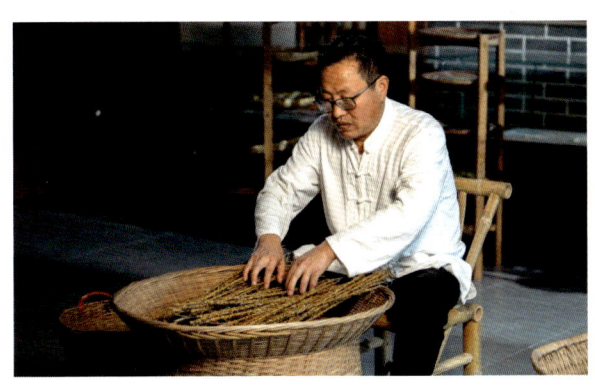

图8-11　烘焙

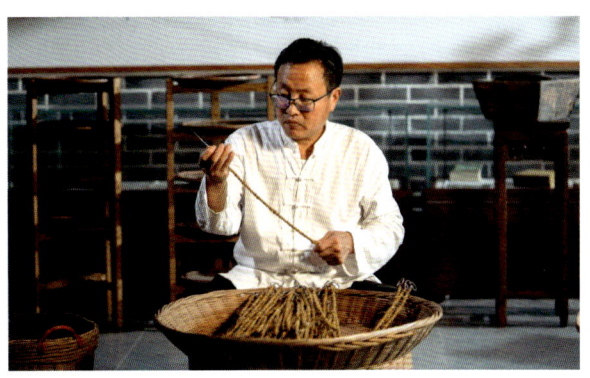

图8-12　紧坯定型

九、放坯

待烘焙的石斛九成干后，将半成品的枫斗从不锈钢丝上捋下。如图8-13。

十、去箍（龙须草）

捋下的石斛用手轻轻地将固定用的龙须草去除，这个过程要慢，尽量不要弄断龙头和凤尾。如图8-14。

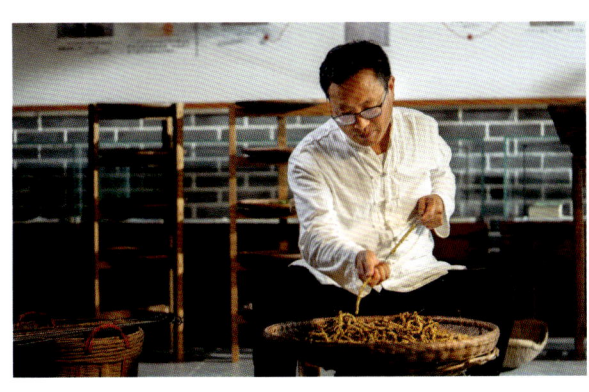

图8-13　放坯

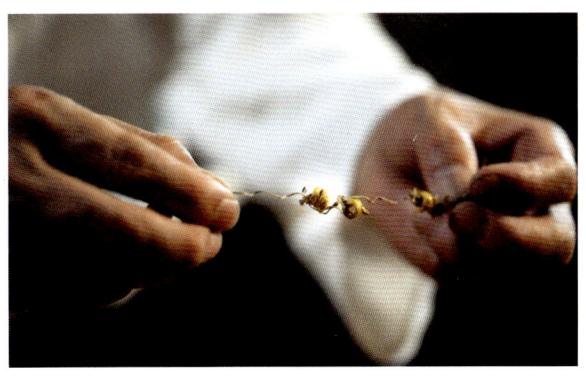

图8-14　去箍（龙须草）

十一、复火烘干

除去龙须草后的枫斗，置于温度70℃左右的竹炕之上烘焙，经常翻动，以免烘焦，至枫斗呈金黄色或黄绿色，含水率小于8%时取出枫斗，待枫斗冷却后密封干燥保存。如图8-15、图8-16。

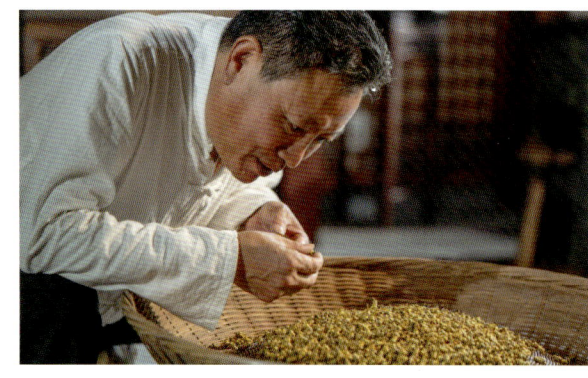 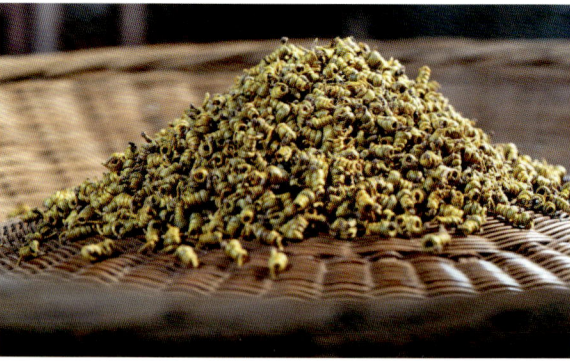

图8-15　复火烘干（一）　　　　　　　　图8-16　复火烘干（二）

十二、分级（龙头凤尾）

按大小、烘焙程度、不同的颜色等将石斛进行分级，出库时分级包装出售。如图8-17。

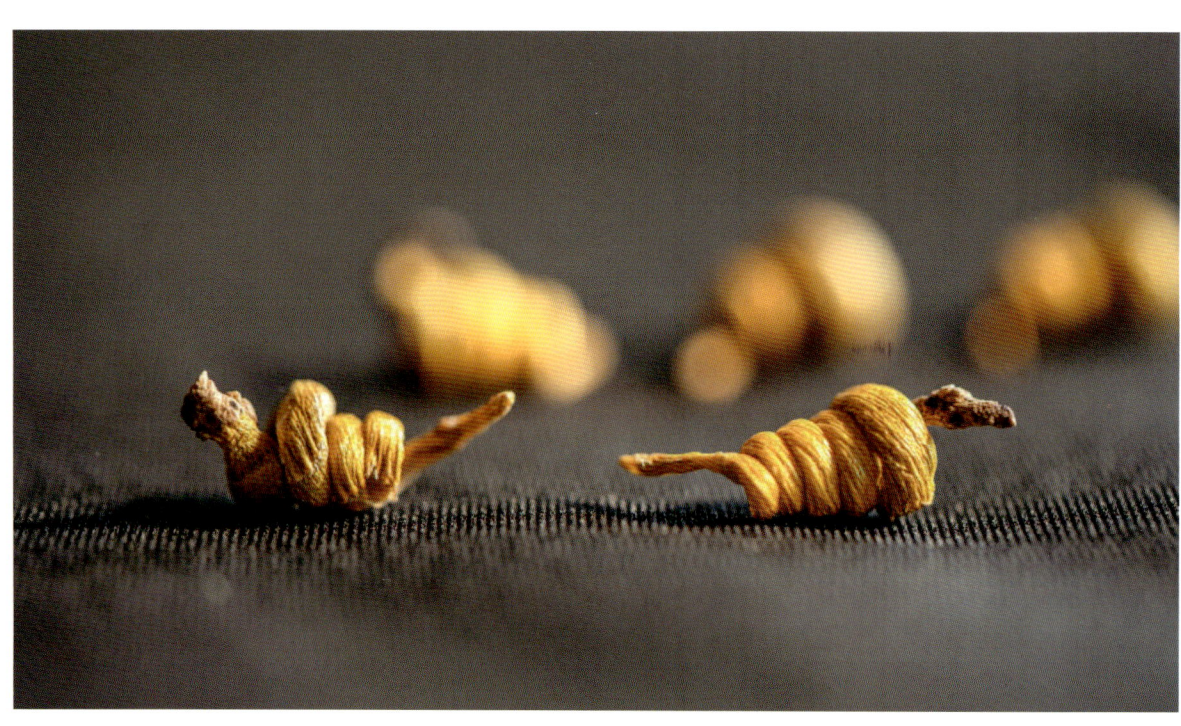

图8-17　成品　龙头凤尾

（本章照片均由高先祥摄影）

第九章 龙头凤尾的形成与鉴识

龙头凤尾

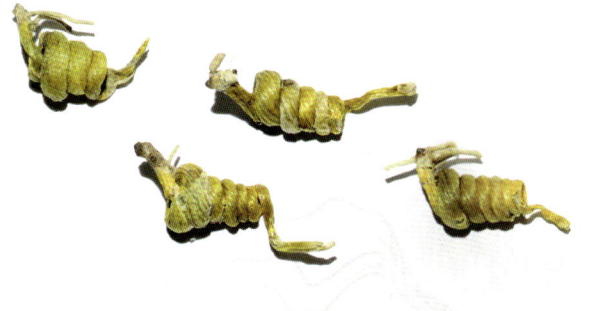

一、龙头凤尾首现1936年

枫斗,民间俗称"龙头凤尾",这一名称从何时起已难考证。据已有的文献,在1936年出版的《中国医药研究月报》第一卷(1)第二期中,裕昌参燕号在其采办的名贵药材"藿(霍)山石斛"的介绍词里已经出现了"龙头凤尾"的叫法。见图9-1。

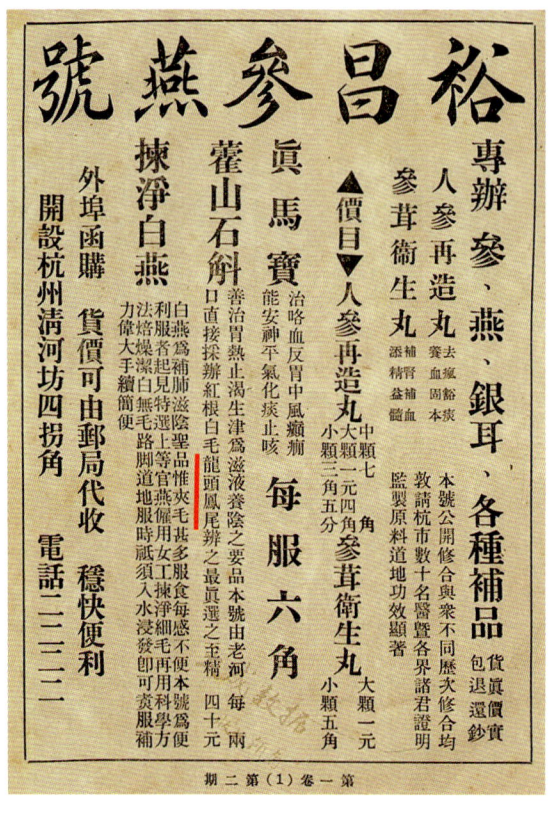

图9-1 藿(霍)山石斛 (1936年)龙头凤尾

二、龙头凤尾的定义

1. 《中药通报》1957年 石斛"中药商品经验谈"

《中药通报》杂志1956—1958年组织业内人士发表了多篇关于石斛的论文,及时总结了当时专业人士对石斛的认识和经验,非常珍贵。其中也提到了"龙头凤尾",如下:

(1)武汉市药检所黄锦轩《鉴别鲜石斛的经验》(1957.03.02):霍山石斛乃安徽霍山及陕西汉中等处所产,茎长五六分,形似龙头凤尾,有绿茸毛,质肥嫩,嚼之浆满能溶化,味甘平,有一点清香气,用沸水泡之,水显碧绿色,以往京剧票友用代茶喝,可清咽亮嗓。价昂,销上海。

(2)云南药检所曾育麟《云南西风斗的加工方法》:选料西风斗只选用茎长8 cm以下的黑节草老茎,新发绿色幼茎不能供用,其茎过长的以前是剪短后加工成"圆风斗"。

剪根去叶,将适用的黑节草剪去根而留部分残痕(一般称为"龙头"),并将茎分为单枝,用手撕去叶及包于茎上的薄膜使成光滑清洁的茎条……最后使其成有明显的龙头凤尾(注:龙头凤尾亦即茎基根残痕和茎尖端,为商品鉴别的特征,故加工时使其露于两端,切不可揉扭陷于内部),如图9-2。

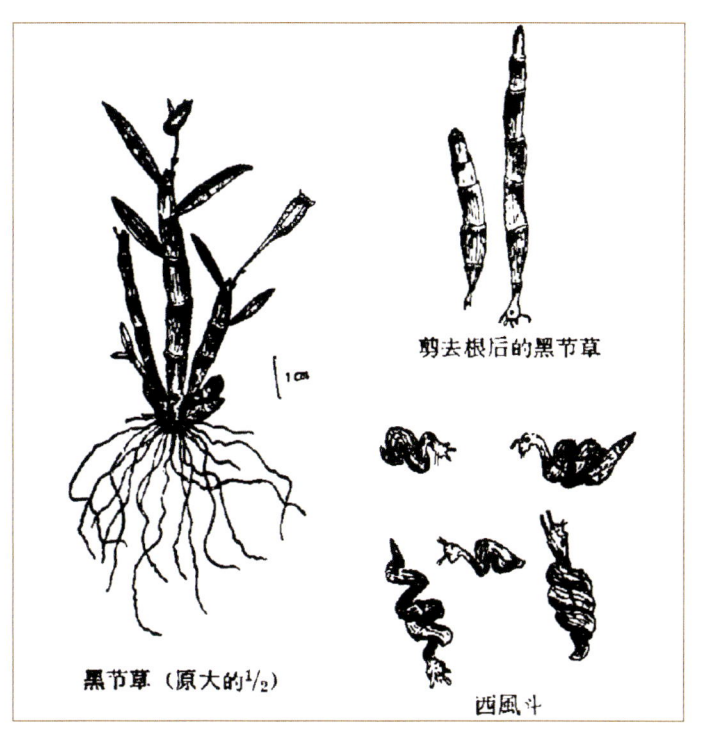

图9-2 西风斗 龙头凤尾

2. 卫生部药政管理局《中药材手册》（1959年）

耳环石斛（枫斗）：形小而卷曲呈螺旋形或弹簧状。通常2～4个旋纹，茎拉直后长3.5～8 cm，直径2～3 mm。表面金黄色，微带根（称龙头），茎末梢细（称凤尾），中身较粗，全体具细而密的纵皱纹。节不明显。质坚硬，易折断，断面较平坦。无臭，味淡，嚼之有黏性。

耳环石斛：以肥满、色鲜艳，有龙头凤尾、嚼之即碎并发黏者为佳。

3.《中华人民共和国药典》（1963年版）一部

耳环石斛：形小而卷曲，呈螺旋形重叠的环状，长3～5分，直径约1分。金黄色或黄绿色。基部微带须根，习称"龙头"。茎末梢细，无剪口，习称"凤尾"。中身较粗，全体具细而密的纵皱纹，节不明显。质坚硬，断面较平坦。无臭，味淡，嚼之有黏性。

以肥满、色鲜艳、有龙头凤尾、嚼之易脆而发黏者为佳。

由上述材料可见，至少在20世纪30年代，"龙头凤尾"已经成为优质枫斗的俗称，由于当时制作的原料全部是野生资源，根据文献考证与我们的实地考察（详见《中华枫斗》专著），霍山石斛、铁皮石斛、曲茎石斛在野外均生长不长，多数在10 cm以下，这样由一枝完整成熟的茎制作出来的枫斗，才有可能具有"龙头凤尾"。

由此，"龙头凤尾"似可定义为：

形小而卷曲，呈螺旋形重叠的环状，通常2～5个旋纹。表面金黄色或黄绿色。茎基部微带须根，习称"龙头"。茎末梢细，习称"凤尾"。有细纵皱纹。质坚实，断面较平坦。气微，味淡，嚼之有黏性。

以肥满、色鲜艳、有龙头凤尾、嚼之易脆而发黏者为佳。

三、霍斗龙头凤尾的形成

由于霍山石斛生态种植（即仿野生种植）的成熟茎条多在3～10 cm，如图9-3，这样一枝完整、成熟的茎条，经过古法炮制，才能制成大小不一的"龙头凤尾"，如图9-4。

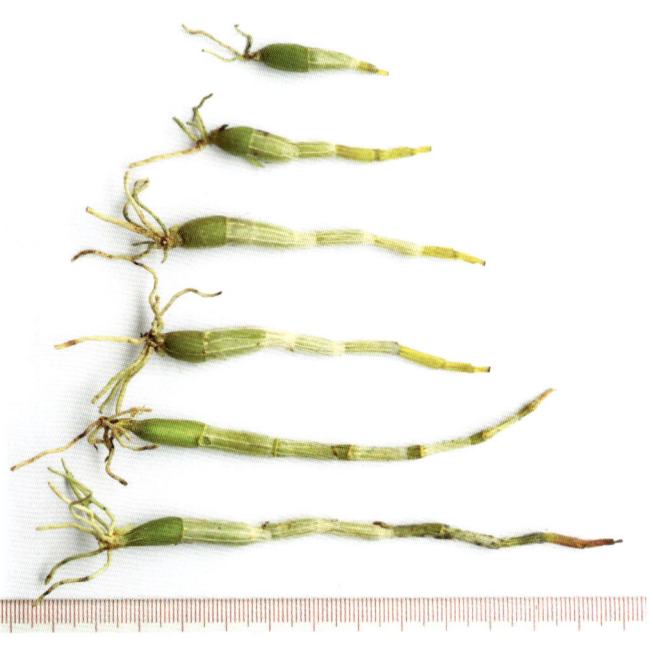

图9-3　成熟的霍山石斛茎条

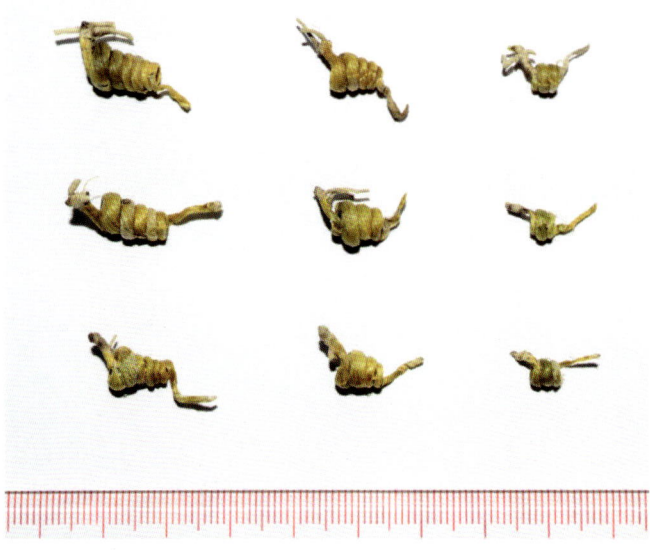

图9-4　完整霍山石斛茎条制成的"龙头凤尾"

四、霍斗与霍山铁皮斗、铜皮斗的鉴识

由于霍山石斛野生资源几百年的稀缺，所以真正的霍斗难见真影，古代药农先以肉质同样丰富的铁皮石斛、曲茎石斛来制作枫斗，当这些野生资源也渐少后，更用近似的石斛属其他植物替代，如铜皮斗替代霍斗等，由此形成了复杂难辨、功效不古的市场乱象。

盛世石斛出，如今霍山石斛、铁皮石斛均得到较大的发展，生态种植也日渐成熟，因此，优质枫斗来源也得到了可靠的保证。

1. 霍斗的天然鉴识特征

霍山石斛茎以其"基部较粗大，茎梢渐细小"的这一特征而闻名，因此，制作出来的"龙头凤尾"也保留了"龙头大、凤尾小"这一最大的鉴别特点，这是其他石斛难以模仿的天然特征。如图9-5。

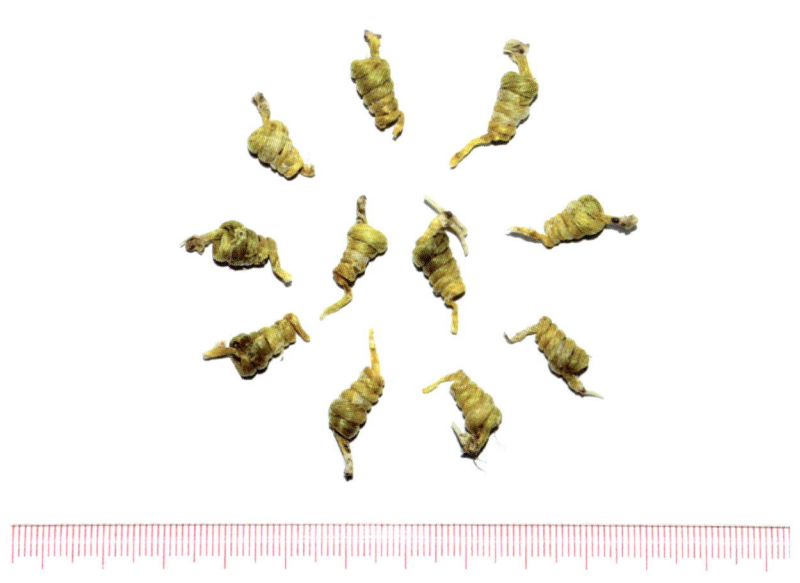

图9-5　霍山石斛　龙头凤尾　头大尾小

2. 霍斗与霍山铁皮枫斗的鉴别

由于种植铁皮石斛的新鲜茎条一般较霍山石斛为长，甚至在20 cm以上，再加上霍山县霍斗独特的制作技艺还与江浙传统的铁皮枫斗的炮制工艺有所不同（详见《中华枫斗》专著），按照霍山县霍斗工艺制作霍山铁皮枫斗时，需将其适当剪短，因此，多数霍山铁皮枫斗形如弹簧状，无完整的"龙头凤尾"，如图9-6。

但这里需要指出的是，传统道地产地的铁皮石斛（两广、江浙等），如在原生境生态种植，长度依然多数在3～10 cm，茎多呈紫红色，再采用古法炮制，依然可以制作出具有完整"龙头凤尾"的优质铁皮枫斗。

此外，采用江浙传统工艺制作的铁皮枫斗，多为螺旋形。这一点也与霍山铁皮枫斗明显不同。如图9-7。

3. 霍斗与霍山铜皮斗的鉴识

当霍山石斛稀缺时，当地的铜皮石斛便成为最多的替代品，但由于其茎较长，且茎的上、下部粗细基本一致，所以制作出来的枫斗，比较匀称，没有"头大尾小"的特征，易与真正的霍斗相区别。如图9-8。

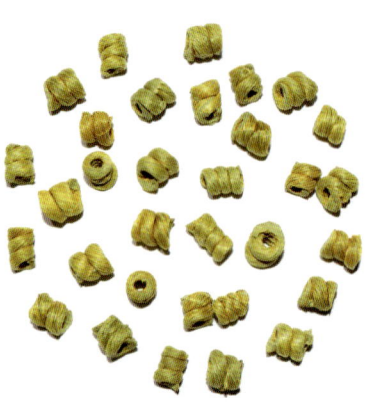

图9-6　霍山铁皮枫斗　弹簧状

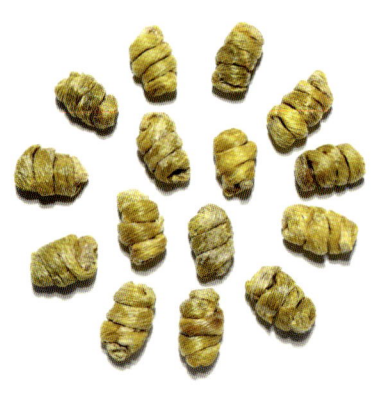

图9-7　江浙传统工艺制作的铁皮枫斗　螺旋形

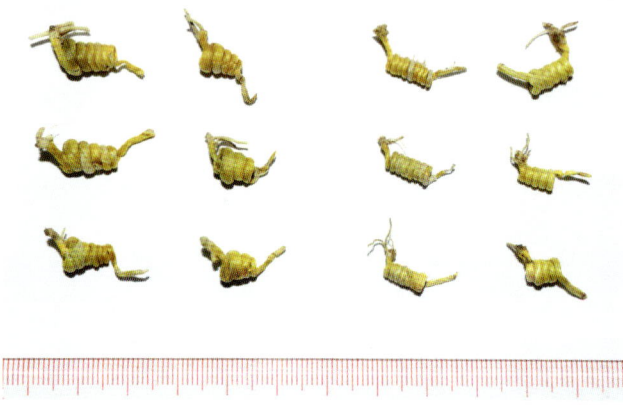

图9-8　霍斗"龙头凤尾"与霍山铜皮斗的鉴别（左为霍斗，右为铜皮斗）

第十章 霍山石斛（霍斗）的功效与应用

龙头凤尾

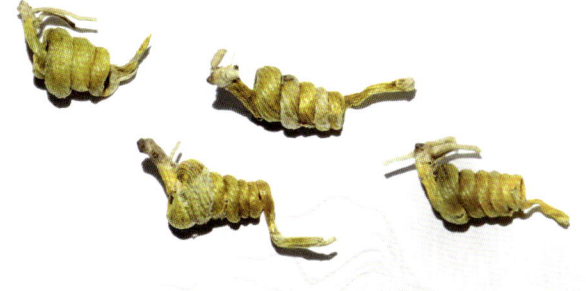

第一节 霍山石斛（霍斗）的主要功效

一、主要功效依据

古代石斛之功效主要来自《神农本草经》《名医别录》《本草经集注》《新修本草》《药性论》等的记载，但以上原书稿其实散失已久，其主要内容保存在《经史证类备急本草》《重修政和经史证类备用本草》《本草纲目》等书中。

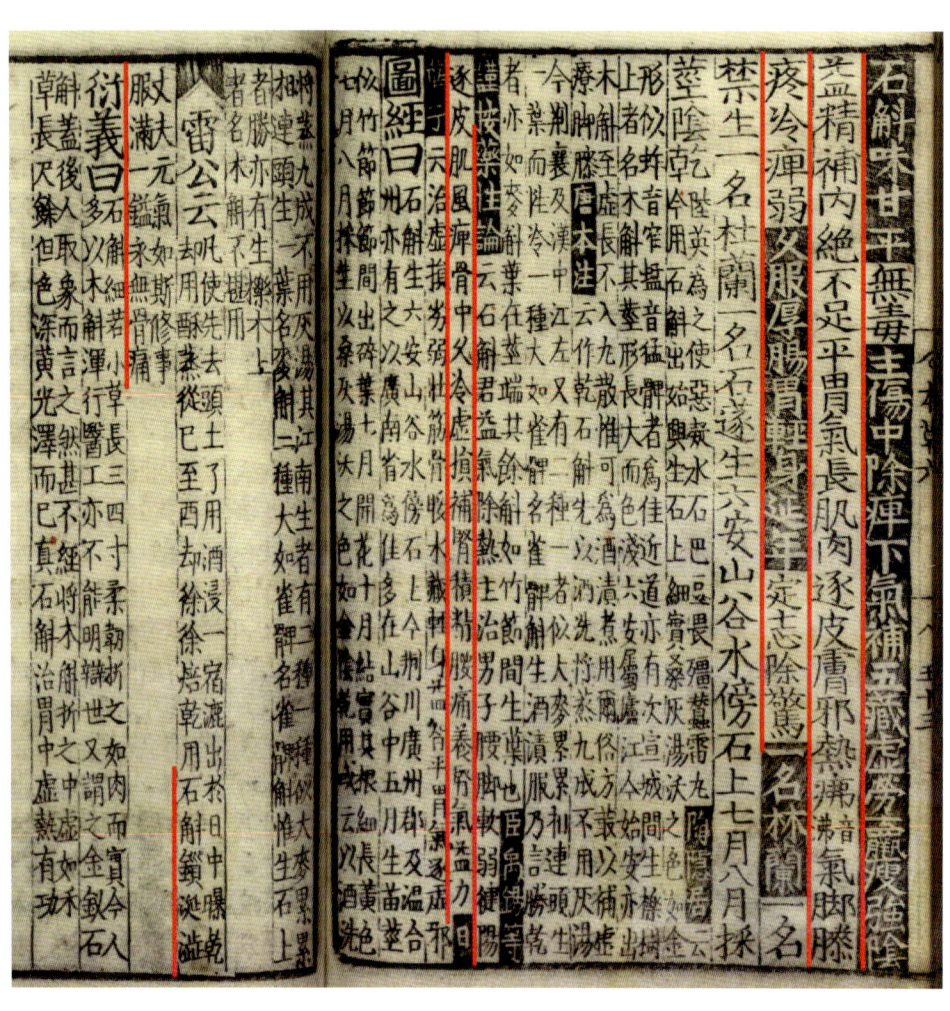

图10-1　《重修政和经史证类备用本草》　明·嘉靖二年（1523年）陈凤梧刻本

《经史证类备急本草》，简称《证类本草》，北宋·唐慎微撰。成书于1097—1100年。本书在宋代曾几次修订，大观二年（1108年）经医官文晟等重修之后，作为官定本而刊行，遂改名为《经史证类备急大观本草》。至政和六年（1116年），又经医官曹孝忠重加校订，再次改名为《政和新修经史证类备用本草》。绍兴二十九年（1159年）又作校订，名为《绍兴校订经史证类备急本草》。后于淳祐九年（1249年），张存惠刻此书时，增加寇宗奭《本草衍义》相关内容，因又改名《重修政和经史证类备用本草》，简称《政和本草》。参见图10-1。

二、霍山石斛古代（汉、唐、宋）功效梳理

根据以上本草的记载分析，就霍山石斛而言，可重点关注汉、唐、北宋前期诸家本草，主要功效梳理列于表10-1。

表10-1　霍山石斛汉、唐时期之主要功效

朝代、年份（公元）、作者	著　作	主要性味、功效
前3—4世纪汉代集结汉时期众多医学家	《神农本草经》	味甘，平。主伤中，除痹，下气，补五脏虚劳羸瘦，强阴。久服厚肠胃，轻身延年
南北朝·梁陶弘景	《名医别录》	无毒。主益精，补内绝不足，平胃气，长肌肉，逐皮肤邪热痱气，脚膝疼冷痹弱。久服定志，除惊
3世纪三国、魏晋名医吴普	《吴普本草》	神农，甘、平。扁鹊，酸。李氏，寒
唐（643年）中原著名医家甄权	《药性论》	君。益气，除热。主治男子腰脚软弱，健阳，逐皮肌风痹，骨中久冷虚损，补肾，积精，腰痛，养肾气，益力
唐（682年）孙思邈	《千金翼方》	味甘，平，无毒。主伤中，除痹，下气，补五脏、虚劳、羸瘦，强阴，益精，补内绝不足，平胃气，长肌肉，逐皮肤邪热痱气，脚膝疼冷痹弱。久服厚肠胃，轻身延年，定志，除惊

《神农本草经》《名医别录》《吴普本草》等首当入选（但也并不是说这些功效就完全只指霍山石斛的，铁皮石斛也应包括在内）；其次药王孙思邈在《千金翼方》中为防"忽逢事逼，岂假披讨，所以录之于卷（首）"，内容摘录于《新修本草》。

这里还需要重点说明的是《药性论》为什么可以纳入参照。《药性论》，唐·甄权所著。甄权，约生于南朝·梁大同七年（541年），卒于唐·贞观十七年（643年），许州扶沟（今河南扶沟）人。尝以母病，与弟立言专医方，得其旨趣。贞观十七年（643年），权年一百三岁，（唐）太宗幸其家，视其饮食，访以药性。甄权之弟，甄立言，撰《本草音义》七卷、《古今录验方》五十卷。《古今录验方》之撰著年代，略早于《千金翼方》，是一部唐初的方书名著。也有《旧唐书·经籍志》载录此书由甄权撰著，弟甄立言予以补充、定稿，故后世亦有题作"唐·甄立言编撰"。惜原著佚失不传，只能从《千金方》《外台秘要》《证类本草》《本草纲目》或历代少数方书著作以及国外名著《医心方》《医方类聚》等书中，看到这些著作所征引《古今录验方》的片断方治内容。这里的关键在于甄氏兄弟皆是唐代中原人士，熟知医药，且在上述其他书收载《古今录验方》的药方中有不少均含有石斛，其功效又与《药性论》相吻合，因此完全可以将《药性论》作为霍山石斛功效参照的依据。

宋代的《证类本草》《大观本草》《政和本草》等有关石斛内容均完整保留，并翔实记录了《神农本草经》《名医别录》《本草经集注》《新修本草》《药性伦》中药物的功效等，这就是中医药的宝贵文化千年传承。

三、霍山石斛——《本草纲目拾遗》功效要点

《本草纲目拾遗》（清·乾隆三十年，1765年）由赵学敏编著。对石斛而言，本书最重要的是明确、详尽地阐释了霍石斛。除正文详尽记载外，在其序言中赵学敏也提到："如石斛一也，今产霍山者则形小而味甘。……此皆近所变产，此而不书，过时罔识……"霍石斛功效原文见图10–2。

现梳理其功效要点如下：

1. 出江南霍山，形较钗斛细小，色黄，而形曲不直，有成毬（球）者。彼土人以代茶茗，云极解暑醒脾，止渴利水，益人气力。或取熬膏饷客。初未有行之者，近年江南北盛行之，有不给……霍石斛嚼之微有浆、黏齿，味甘、微咸，形缩者真。

2. 《百草镜》：石斛近时有一种形短只寸许，细如灯心，色青黄，咀之味甘，微有滑涎。系出六安州及颍州府霍山县，名霍山石斛，最佳。咀之无涎者，系生木上，不可用。其功长于清胃热，惟（唯）胃肾有虚热者宜之，虚而无火者忌用。

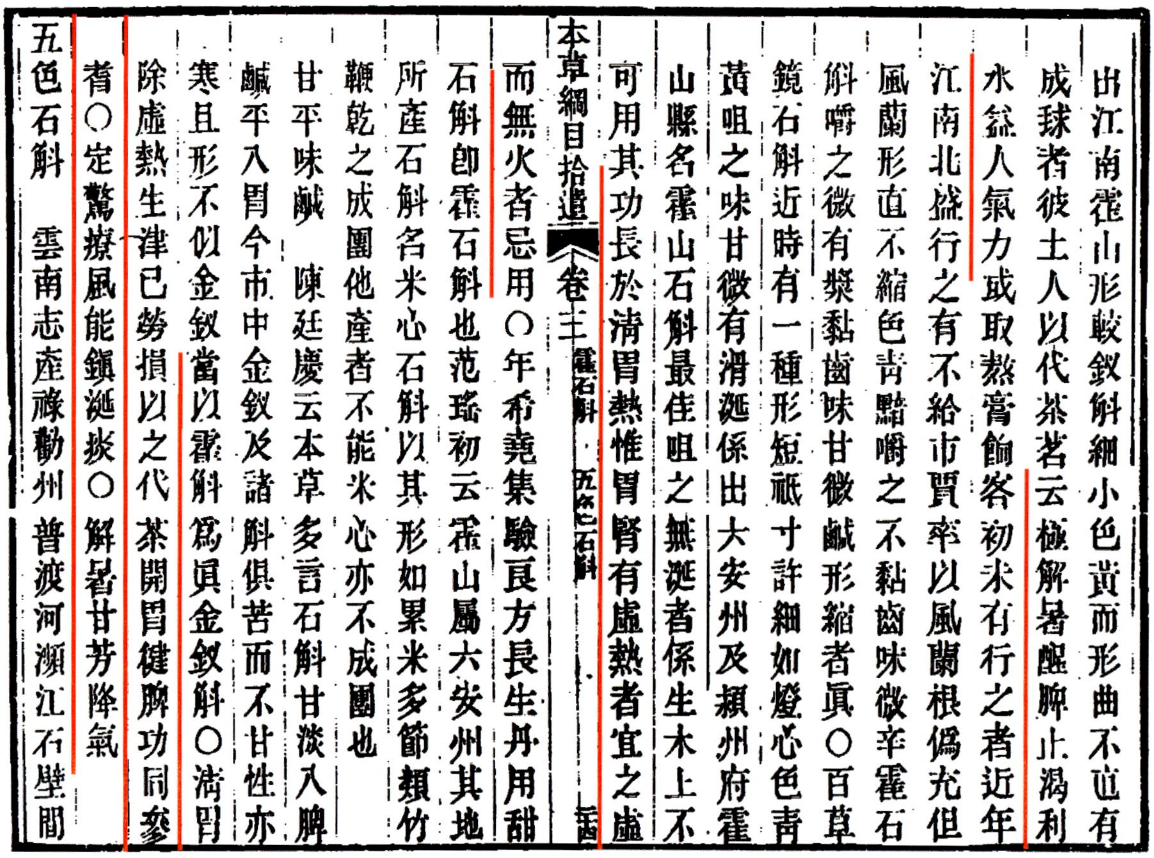
出江南霍山形較釵斛細小色黃而形曲不直有成毬者彼土人以代茶茗云極解暑醒脾止渴利水益人氣力或取熬膏餉客初未有行之者近年江南北盛行之有不給市賈率以風蘭根僞充但風蘭形直不縮色青黯嚼之不黏齒味微辛霍石斛嚼之微有漿黏齒味甘微鹹形縮者眞○百草鏡石斛近時有一種形短祇寸許細如燈心色青黃咀之味甘微有滑涎係出六安州及潁州府霍山縣名霍山石斛最佳咀之無涎者係生木上不可用其功長於清胃熱惟胃腎有虛熱者宜之虛

本草綱目拾遺《卷三 霍石斛 五色石斛

而無火者忌用○年希堯集驗良方長生丹用甜石斛即霍石斛也范瑤初云霍山屬六安州其地所產石斛名米心石斛以其形如累米多節類竹鞭乾之成團他產者不能米心亦不成團也

甘平味鹹　陳廷慶云本草多言石斛甘淡入脾鹹平入胃今市中金釵及諸斛俱苦而不甘性亦寒且形不似金釵當以霍斛爲眞金釵斛○淸胃除虛熱生津已勞損以之代茶開胃健脾功同參耆○定驚療風能鎭涎痰○解暑甘芳降氣

五色石斛　雲南志產祿勸州普渡河瀕江石壁間

图10–2　《本草纲目拾遗》霍石斛（主要功效梳理）

3. 陈廷庆云："本草多言石斛甘淡入脾，咸平入胃。今市中金钗及诸斛俱苦而不甘，性亦

寒，且形不似金钗，当以霍斛为真金钗斛。清胃除虚热，生津已劳损。以之代茶，开胃健脾，功同参芪。定惊疗风，能镇涎痰。解暑，甘芳降气。"

四、《本草撮要类编》首载"环石斛"与"鲜石斛"的功效特点

《本草撮要类编》，清·王荩臣原撰，韩鸿（字印秋）等订补。成书于清·光绪二十三年（1897年），为《韩氏医课》之一。书中首次记载了"市中又有川石斛、环石斛、鲜石斛之分"，见图10-3。这里明确提到的"环石斛"，是迄今在文献中看到的最早记载，这里的"环石斛"，也明显提示应为枫斗之类的加工干品。

"用之清热则鲜者佳，如用之养胃气、解肝燥则环者胜"，这也是本草文献中首次提到了鲜石斛、环石斛（枫斗）各自不同的功效特点。

从《本草撮要类编》成书过程来看，据尚志钧《中国本草要籍考》，清·王荩臣撰《本草择要》（1851—1863年），多遵《本草从新》，附入王氏平昔用药心得。因兵乱散失殆半。韩鸿（字印秋）之父师事王氏，乃拾掇残卷，删繁去复，略加校补，收入《韩氏医课》，命名《本草撮要类编》。韩鸿"初未敢赘撰一言，今守是业近三十年，复取其稿再三玩诵"，于其父殁后，间附己见，书成于1897年。由上可见，"环石斛"进入本草记载最早似可推至1850年左右，似也提示在《本草纲目拾遗》1765年成书后约一百年，环石斛（枫斗）已在民间得到广泛应用，鲜石斛、环石斛的不同功效特点在医疗实践中得以显现、总结。

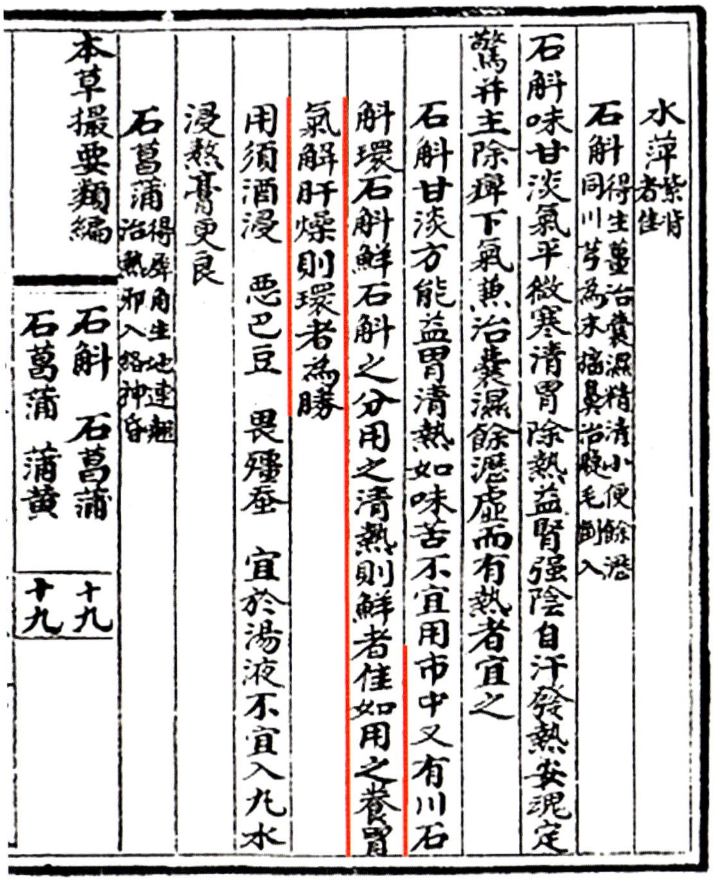

图10-3 《本草撮要类编》（1897年） 环石斛

五、张山雷《本草正义》霍山石斛功效特点

石斛的品种虽多，但古人真正大量使用的品种主要有霍山石斛、铁皮石斛、金钗石斛等。霍山石斛与铁皮石斛、金钗石斛功效的不同特点，民国时期著名医家张山雷在《本草正义》（1920年）中有很好的描述：

【发明】石斛清热降气，专泄肺胃虚火，而味亦不薄，故为益胃强阴之品。

（1）古人惟以色黄如金、茎壮如钗者为贵。又曰川产最良。然今市肆中之所通川斛，则细小干枯，最为贱品。金钗斛则躯干较伟，色泽鲜明，能清虚热而养育肺胃阴液者，以此为佳。但市廛中欲其美观，每断为寸许，而以砂土同炒，则空松而尤为壮观。要之一经炒透，便成枯槁，非特无以养阴，且恐不能清热，形犹是而质已非，市侩伎俩，殊为可恶。所以吾吴医家，每用其原枝不炒者，劈开先煎，庶得真味。且此物最耐久煮，一味浓煎，始有效力。若杂入他药中仅煎沸三四十分钟，其味尚未出也。

（2）若肺胃火炽，津液已耗，舌质深赤干燥，或焦黑嗜饮者，必须鲜斛清热生津，力量尤伟。必以皮色深绿、质地坚实、生嚼之脂膏粘舌、味厚微甘者为上品，名铁皮鲜斛，价亦较贵。其贱者皮作淡黄色，嚼之无脂，味亦淡薄，已不适用。且更有东瀛出品，气味更淡，则完全无效矣。

（3）若老人虚人，胃液不足，而不宜大寒者，则霍山石斛为佳。《名医别录》及《范子计然》，皆言石斛出六安，可知古时亦甚重之，其形甚细而色作金黄，望之润泽、嚼之味厚者，斯为上品。若晦暗枯槁，亦不足贵。而近时更有所谓"绿毛干风斛"者，色作淡绿，质柔而软，望之隐隐有绿色茸毛，亦产霍山。则仅撷其极嫩之尖，故干之而不槁，嚼之且无渣滓，味浓厚而又富脂膏，养胃益液，却无清凉碍脾之虑，确为无上妙品。但最佳者，市肆中亦不可多得，且价贵兼金，非贫富之所可与共。

（4）又有鲜金石斛，枝干较伟，即金钗斛之新采于山崖者，浙省全处诸山多有之，亦清胃之上品。

第二节　霍山石斛（霍斗）的应用

一、梅兰芳耳环石斛护嗓音

梅兰芳大师真的有用石斛护嗓么？

确实是有。据1937年12月1日的上海《申报》报道《石斛栽培新法》，文中就提到"名伶梅兰芳每晨必饮之石斛"。梅兰芳先生之子梅绍武在1994年出版的《我的父亲梅兰芳》一书中也提到："父亲晚年时，我看到他喜爱吃水果．尤其是炖好的梨，另外吃些维生素C，有时为增加口中津液，喝点耳环石斛蒸的汁。他平生不大靠药物来治嗓子，主要还是依靠自己精心的维护和持久的锻炼。"

石斛为什么有"润喉护嗓"的良效？

《本草纲目拾遗》："彼土人以代茶茗，云极解暑醒脾，止渴利水，益人气力……"

《本草通玄》："石斛甘可悦脾，咸能益肾……古人以此代茶，甚清上膈。"

另据报道，已有30多年播音史的宋世雄，请教我国著名中医教授刘渡舟保护嗓音的方法，刘老对他说清利咽喉，保护嗓子，用胖大海不如耳环石斛效果好。著名京剧表演艺术家马连良等，也常饮用石斛茶。

二、枫斗泡茶

枫斗泡茶在上海、江浙一带有着上百年的历史，用于生津润喉，健脾养胃。老上海的老药铺，最左上角挂着"枫斗泡茶"的招牌（见图10-4）。真的枫斗泡茶后，有股淡淡的特异的石斛香味；枫斗慢慢展开，龙头凤尾更加舒展，见图10-5。

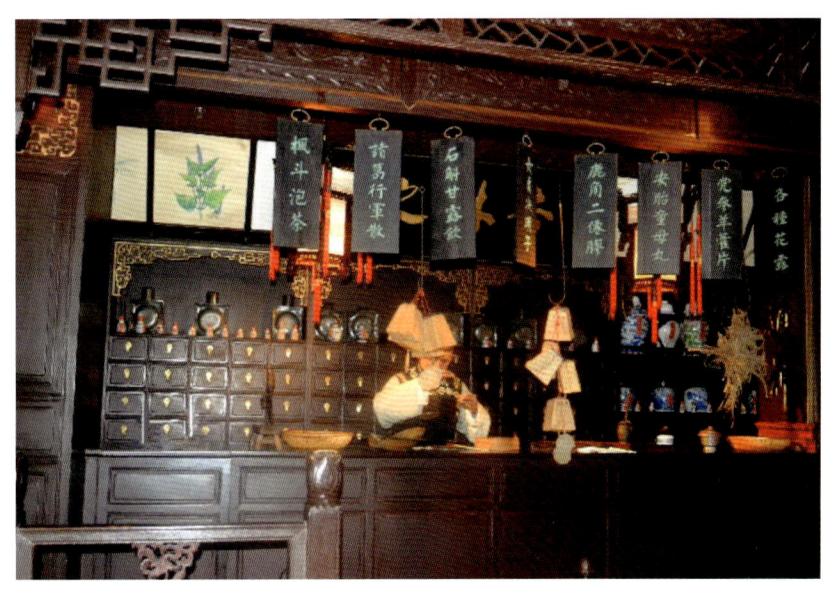

图10-4　老上海蜡像　中药铺左上角挂着"枫斗泡茶"

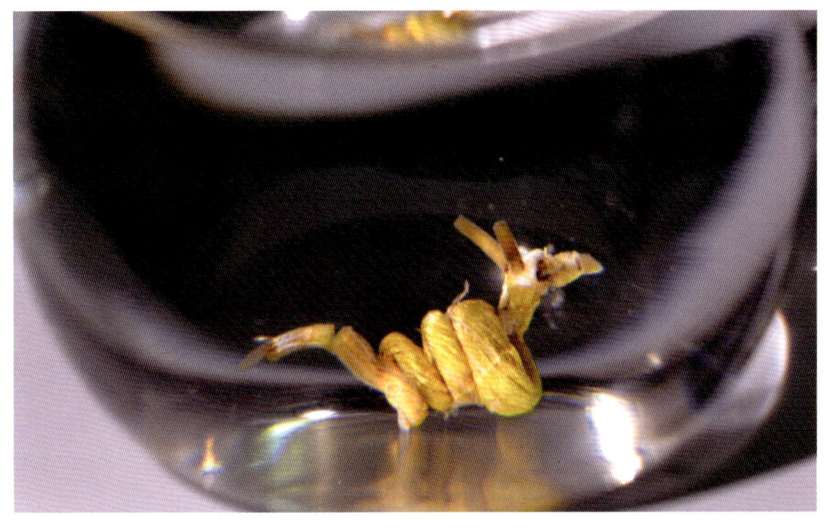

图10-5　霍山石斛枫斗泡茶　浸泡2小时后的"龙头凤尾"

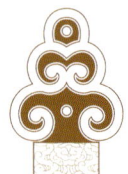
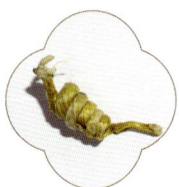

【养生用法】

石斛单用方：耳环石斛、龙头凤尾、霍山石斛枫斗或铁皮枫斗3~5 g。

（1）泡石斛茶以龙头凤尾为佳。龙头凤尾（或枫斗）传统上由霍山石斛、铁皮石斛、曲茎石斛等整条茎加工制成。鲜石斛经加工后，寒性已减，增添一种特异的石斛香气。

（2）随着霍斗的成功恢复与量产，品质上乘，有条件者可尝试。

（3）石斛茶的制作方法是：取枫斗3~5 g，适量水先煎约半小时。煎后倒入保温容器中，慢慢饮服，效果甚好。

（4）可随证加枸杞子、菊花等。

（5）适宜人群：演职人员、教师或其他工作时间用嗓较多者，以及患慢性咽喉炎的人群。

（6）有湿气重、胃寒、舌苔腻等症状体征者慎用。

三、名医用枫斗

1. 胡宝书白毛枫斗配西洋参

胡宝书（1865—1929年），为"绍派伤寒"医家中之杰出代表。清·光绪年间，初出问世，即膺时誉，每日应诊百余人，门庭若市，辄见舟楫塞港，车马堵道。绍兴民间当年流传的一句口头禅，"生病不看胡宝书的医，不吃震元堂的药，死了口眼也不闭"，可见影响之大。

胡先生对贵重药品的使用，认为可代则代之，非用不可则用之。他说："余每在热病伤津方中以西洋参与白毛枫斗相配，煎汤代茶，作为益气润肺、清养胃阴、生津增液之举，服后确有显效。唯此二味价较昂贵，或用珠儿参代西洋参，鲜铁皮石斛代白毛枫斗，生津增液有余，兼可泻火，益气润肺之力不足耳。"

另有上海名医曹惕寅先生在《翠竹山房诊暇录稿》（1927年）中记述：真风斛甘淡微寒，退热生津，西洋参苦寒微甘，清肺补阴。二味和合炖服，退虚热留恋大有功也……余对于种种虚热之症，必令服之，每获奇效。

著名老中医赵炳南先生在养阴药中善用耳环石斛，他体会耳环石斛之养阴作用大于清热，在气阴两亏而有高热时用之最为相宜。

现在有不少企业将铁皮石斛加西洋参研制成铁皮枫斗颗粒，据有关报道，铁皮枫斗颗粒等能明显改善烦躁、口干、舌红少津等阴虚症状，同时也能提高肿瘤化疗患者机体的免疫功能。

2. 孙中山病危试中医，陆仲安耳环石斛方助消肿

孙中山先生（1866—1925年），广东香山（今中山）人，被尊为杰出的爱国主义者和民族英雄、中国民主革命的伟大先行者。

据《新编古春风楼琐记》记载：1925年1月26日，孙中山先生在北京协和医院做手术，打开腹腔发现是晚期肝癌，已无手术机会。先生之随侍诸人，以西医既作此绝望之诊断，不忍看着中山先生的病苦，因有主张不妨找中医试试，以冀有万一之望……

2月18日，经人建议请了北京名中医陆仲安到行馆诊察。陆仲安诊后，先进黄芪党参两剂。孙中山服后，脚肿略消。20日复诊，煎饮汤药，血液循环也见进步。当时京沪各报，曾将陆氏所开脉案药方刊载。参见图10-6。

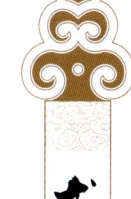

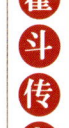

图10-6 《申报》（1925.02.25） 耳环石斛

原文如下：惊惶愤怒，郁伤肝经，血沸气滞，瘀浊闭阻，转为肝硬。由硬而疽，日久成胀，升降之机失度，气血因之大耗，是以神倦食少，足肿消瘦，舌干苔脱，脉洪数，按之无根，内经以肝为将军之官，相火内寄，得真水以涵濡，真气以制伏，庶可奏效。谨拟方于后，候酌！

以上是陆诊脉后所批得的医案。所开的医方，原方为：

耳环石斛三钱，野山参三钱，山萸三钱，寸冬四钱，鲜生地四钱，沙苑子三钱，沙参三钱，甘草二钱。

上方一共八味，即在同仁堂"乐家老铺"照方配了，煎成汤药。孙中山服了，甚觉爽快，始则脚肿全消，继则血液循环渐有进步，午餐进食几与平时相等，精神甚好，并嘱孙科用电话告知陆氏……午后安睡了八小时。

【评述】孙中山先生病重后，使用中医方暂时缓解了脚水肿，但因病情过重，无力回天。石斛，《神农本草经》记载其"下气"，《本草纲目》记载其"治内塞"，我们观察到对于一些尤其初次使用的人群，石斛确有利水、除秽排便的功效。此现象暂记于此，供养生人群、研究者参考。

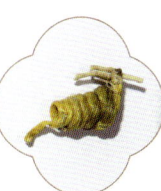

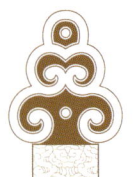
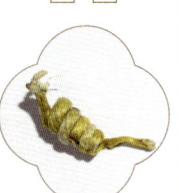

3. 陈良夫枫斗石斛方治痢疾伤阴

陈良夫（1868—1920年），世居浙江嘉善县魏塘镇。悬壶不久，已峥嵘露头角，声名日噪，求治者踵趾相接。远近慕名而来延请者，以嘉兴、平湖、金山、上海等地为多。陈氏行医30年，名盛当时。

患者：金男

初诊：由便薄而转痢下，赤白并见，次数多而腹频痛，本属湿热积滞下迫阳明，气营两伤之象。延已三日，顷复骨节酸痛，莫名苦楚，纳呆嗳气，汗频泄而肢末欠暖，口干苔糙，舌中脱液，脉来沉细而弦。拙见是阳明浊邪充斥肆扰，尚未尽从外出，而气阴素弱，遂有正不胜邪之势。治本治标，处于两难，诚为棘手，且拟救正化浊之法。

枫斗石斛　焦白芍　银花炭　辰滑石　新会皮　生地炭
泽泻　条芩炭　赤苓　谷芽　川楝炭

二诊：汗多则亡阳，下多则亡阴，古有明训也。昨投救正化浊之剂，肢末清冷依然如故，便次虽多而所下不甚黏腻，脘痞哕恶，骨节酸楚，且有躁扰之象，脉沉细，右手带弦，舌苔糙黄浮灰，面有晦色。阳明浊邪，运动厥阴风火，灼烁津液，卫外之阳与胃中之阳，不相承应，肢末之厥冷由是而来。且阴也者，所以营养百骸者也。液受邪灼，坐令胃热肝阳互相冲扰，深虑为痉为厥而多变态，勉再以养正为主，化浊为佐，必得肢暖泻止，气液来复为吉。

石斛　辰苓神　辰麦冬　条芩炭　炒竹茹　煅石决　扁豆衣
泽泻　川楝炭　另用枫斗石斛煎汤代茶

三诊：人生气主护外，阴主营内，气即阳也，液即阴也。顷从气液两伤，邪热内扰议治，肢末稍温，便薄如水，仍或泛恶，气升欲咳，脉沉稍起，苔转糙黄。就证论证，气与阴已有来复之机，而胃热肝阳，尚在冲扰，姑再以前法主之。

石斛　辰麦冬　辰女贞　左金丸　云苓神　煅石决　焦白芍
川楝子　煅蛤壳　炒泽泻　谷芽

四诊：阳明为湿热秽留之所，痰本湿热所化，肺者贮痰之器也。昔人谓在表之阳肺气主之。又云，胃中之阳应乎外。昨进润养肺胃，清化浊邪之剂，肢末已暖，便下似正，阴气阳气，业已来复，表里亦有通达之机，不可谓非佳兆也。唯哕恶频作，气升即咳，咯痰欠豁，腹鸣矢气，脉象弦滑，渐有起色，口干苔糙黄。拙见湿热留痰逗于肺胃两经，胃失和降，津液不可全复。拙以润肺清胃，参息肝为治，冀其蕴邪徐退，肺胃之肃降有权，庶可渐入佳境。

北沙参　广郁金　海浮石　炒枳壳　霍石斛　玄参心　炙桑皮
煅石决　川贝母　左金丸　炒泽泻　辰灯芯

五诊：肺胃之阴津液也。津受热伤，非清润之品无以生之。进润养清化方，哕恶渐减而咽燥口干，语言不亮，脘痞神疲，脉来弦滑带数，苔糙黄。乃肺胃津液尚未全复，痰热不从速达，肝阳乘之候也。当再以前法主治，徐图效力，不致反复为佳。

沙参　广郁金　炒枳壳　鲜石斛　天花粉　炒竹茹　玄参心
焦山栀　海浮石　生石决　炙桑皮　辰灯芯

六诊：人之气阴，依胃为养，气足则神充，阴充则形盛。叠进顾正理邪，诸疴徐退而形神未复，胃纳不旺，咽时有梗痛，苔糙黄，脉来弦滑带数，痰热余邪未克遽祛，气阴未能速复。且拟调养后天旺其生化，必得正气来复，斯余邪可从默化而无反复。

北沙参　制女贞　炒枳壳　焦谷芽　辰茯神　煅石决　鲜石斛

广郁金　天花粉　炒橘白　炒泽泻　辰灯芯

另用燕窝、枫斗石斛煎汤代茶。

七诊：人之气阴，皆生于水谷精微。前宗此意立方，谷纳依然未旺，精神疲乏，口干少液，时或嘈杂，良由阴未复，后天生化尚乖，再以甘寒建中主治。

西洋参　天花粉　广郁金　辰麦冬　生石决　焦谷芽　新会白

霍石斛　辰茯神　辰灯芯　炒泽泻

仍用燕窝、枫斗石斛煎汤代茶。

徐石年原按：此病时值炎暑，到平湖已在傍晚，病势危殆，次日晨间复视，症情已见动机，居停坚留，连住三夜，续服数剂，病遂趋安。

按：本案为痢疾伤阴重候。汗泄肢冷，外脱之象已见，扶正救脱刻不容缓；湿热积滞，又当急去，标本俱急，扶正化浊为不易之治法。病虽危在顷刻，由于处方周密，四诊虚脱之象已除，痢下亦止，病已出险入夷。后数诊，皆因痢后阴伤较甚，虽通过大剂养阴，气阴已有来复，但尚未全复，故治疗以润养肺胃之阴为善后调理，正胜邪祛，病即霍然而愈。

4. 施今墨至宝丹加参斛治高热神昏

石斛在民间用于高热有奇效，但未见真实病例详细的治疗过程。今举北京"四大名医"之一的施今墨老先生临证案例予以阐释。施今墨（1881—1969年），著名中医大师，本病案施先生自治自分析病机、用药理法，可读性非常之强，文笔亲切，可体验大师如何坚持选用至宝丹去病邪，人参扶正，耳环石斛又何时增津添液。理法方药，切切可学之。

案：李姓患者　五十余岁，住在天津市旧张园附近。

于1927—1928年，初春季节，患温热传染病，经西医确诊为肠伤寒病，历十余日发热炽盛不退，神识昏聩，病情严重。天津市中医陈、朱二人推荐我赴津为之诊疗，抵津约下午二时许。

患者蜷卧，目瞑，面晦暗，高热近40℃，谵语频频，不识亲疏，热轻时偶一睁目，言语亦复清晰。抉齿观舌，质红绛，浮苔黄白，口腔垢腻。每日强之略进流食，有时也索水饮，小溲短赤，大便溏黑，早暮数行，均极少，仅沾裤褥，脉数，一息七八至，按之乏力，中沉取，来去尚分明。索阅前诊方剂，除西药外，中药方清解、疏和、芳香透络、消炎、泻热、竣利两便各法，罔不采用；药味自桑菊、银翘以至三黄、石膏、芒硝、大黄、知母、安宫、紫雪、至宝辈遍服无算，处理未为不当，而病势迄无好转，实令人费解。

辗转思维，深入考虑，发现前医施治，药虽对证，但祛邪与助正二者皆感不足，似为症结所在。病人气血虚衰，津液枯耗，但凭凉药祛邪，不顾机体各项生理功能之严重衰退，药力即无由发挥作用，邪终不能被逐。复审其神志不清，口燥舌绛，高热谵妄，面黧苔垢，是病邪弥漫，仍在进展。今拟祛邪和扶正同时并进，充分祛邪，大力扶正，集中优势，庶几收效于万一。先施局方至宝丹一丸，大枝西洋参三钱煎浓汁化送，当夜进药一次。翌朝，加西洋参三钱于前参汤内，重炖浓，化送局方至宝丹第二丸。下午复诊，脉症依旧，未见佳象，晚间及次晨，仍令再加西洋参四钱，合前为一两，同煎汁伴送本晚第三粒，明日早晚至宝丹各一丸。

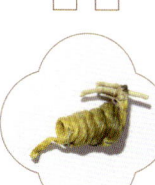

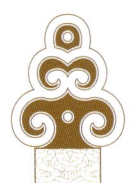
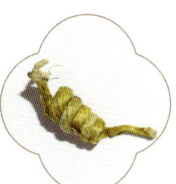

第三日复诊之际，适病人正清醒，自言服药四日殊无寸效，连声太息，露出失望之意。其家人亦云未见大效，仅只未再下稀粪，病人曾自索粥汤，发热时间稍短而已。而陈、朱二医谓："经诊脉并观察现状，似有转机，且谓病人能自说不见功效，乃其神思逐渐清醒之兆，前此昏沉多日，曾不知其病重，今始觉之，以往纵有清醒之时，旋即瞑昧，从无如此清楚谈话，正是获效端倪。"遂于夜晚七时左右，再度诊脉，仍处至宝丹二粒，夕晨各一粒，西洋参六钱浓煎分送。

第四日午前复诊，其家人谓昨夜睡眠甚稳，烧热减退些许，稍进粥米，得大解一次成条，未作谵语，诊视苔尚薄黄，舌色略淡，脉稍起，数象减，仍极软弱。至宝丹改为仅服一粒，西洋参汤除伴药外，更尽量煎汤代茶饮，随时加添耳环石斛二三钱，冀其能渐渐养阴复液也。我离京日，局方至宝丹已服过七粒，西洋参三四两，后一星期又连服至宝丹七丸，西洋参六七两，石斛四两余，营养饮食调养，遂告痊愈。

分析：大概此病之起，外感湿热病邪既重且深，内因素体孱弱，脾胃不健，胃肠蓄积，自身能力不足排除外邪而致病。湿与热结，缠绵难解，病情迷离变幻，不易认清主要之点。邪盛由于正衰，祛邪不免伤正，扶正又虑助邪。清解非不对证，但硝黄入胃，不能运化，存积于中，偶然扶积下行，致成热结旁流之象。邪热流连于阳明经腑，无有出路，终至内传心包，临床出现高热不退、神昏谵语、舌质红绛等症状。温热久蕴，津液枯耗，更兼屡进寒凉竣利之剂，致使正气虚极，脏腑功能仅能维持生命代谢，此时虽汇集开窍芳香之品，奈何体能极度低下不能接受，如何发挥作用，症情十分危急。但全参某君脉症，未显败征，尚非不可挽救，然如仍用前法，乃必同一无效，忖度再三，只有扶正祛邪双管齐下。药力必须单纯厚重，配合精当，贯彻纵深。大力扶正，补益元气，增添津液，恢复病人各脏腑功能；充分祛邪，必使病邪无留恋余地。持续勿断，药性衔接，达到一定程度时或能奏绩。数进之后，绝无不良现象，而脉搏略行和缓，神气亦佳，最要者旁流自止，是真转机，可见肠内已有清浊渐分之势，因此主张守方服药，更不动摇。吴鞠通氏云：至宝丹有"治秽浊之邪，传袭于里，血热内壅，脑受熏灼"之功。盖局方至宝丹能清脏腑，尤其是肠间郁热，同时能使脑窍空灵，复苏神智。西洋参固本，兼助心脏胃肠，恢复其循环消化之本能。二者配合，清滋双关，相互为用，以恢复机体功能，虑其正犹不胜，加入石斛一味，增津添液。辨证既清，遵法用药，贯彻始终，参、斛先后用之十数两，至宝累进十四丸，至是正气津液始充，胃肠郁滞消尽，除旧更新，危重病人，化险为夷。

5. 沪上名医方公溥治消渴

方公溥，民国时期医家，广东省普宁人，于民国初迁居上海，悬壶开业行医，擅长内、妇科，尤善治杂病为著。

鲍男，1月12日诊：

下消病，肾虚失摄，入夜小溲频数，口渴喜饮，背腰部微觉酸楚，脉象两尺乏力，舌苔薄腻，防迁延生端悦与滋肾化气。

熟地黄9g　大淮药9g　山茱萸6g　粉丹皮4.5g
建泽泻9g　云茯苓4.5g　五味子3g　麦门冬6g
补骨脂9g　益智仁（打）9g　上安桂1.5g（去皮切细另泡冲入）

鲍男，1月13日复诊：

肾虚液损，口渴喜饮，小溲频数，溺带糖质，证属下消。丞宜温阳补肾生津化气，甘甜食物忌之。

处方同前，除云苓、补骨脂、益智仁，加金钗斛9g（切碎）。

鲍男，1月14日三诊：
夜来小便频数较减，口渴如前，体倦神疲，头昏脑涨，再宗前法调之。
处方同前，除麦冬、金钗斛，加云茯苓6g，霍山石斛3g（切细另炖冲入），改上安桂2.1g（去皮切细另泡冲入）。

鲍男，1月16日四诊：
进温阳补肾，生津化气，口渴较前好转，溲数亦少，检验小便糖质亦少，精神较佳，脉象两尺较前有力，再宗原意调之，仍宜小心为要。
处方同前，除霍石斛，加重熟地黄15g，山茱萸9g，云茯苓9g，五味子4.5g。

鲍男，1月18日五诊：
消渴证候，均有转机，药既应手，再进一步调之。仍宜平心静气，以免相火内动为要。
处方同前，加麦冬9g，霍石斛3g（切细另炖冲入），改上安桂为清花桂1.5g，熟地黄18g。

鲍男，1月20日六诊：
口渴引饮较前轻减，溲频亦少，再宗原意扩充治之。
处方同前，加瓜蒌根9g。

鲍男，1月22日七诊：
消渴症状，日见改善，脉象有力，精神好转，再宗温阳滋肾化气法。
处方同前，除霍石斛，加环钗斛9g。

鲍男，1月24日八诊：
迭进调治之方，证候日见轻减，尿检糖质尚未尽化，再宗原意增损之。
处方同前，除瓜蒌根，加苋麦冬9g，香谷芽9g。

鲍男，1月26日九诊：
溲数，口渴改善，尿糖质化检尚有少量，仍宜调理善后。
处方同前，除麦冬、谷芽，加生绵芪9g。

鲍男，1月29日十诊：
尿检糖质减而未净，精神日佳，口渴如常，小溲亦少，病势日见就痊，再宗原意化裁之。
处方同前，除环钗斛。

鲍男，2月1日十一诊：
迭进调治之方，病情日见痊愈，药既奏效，仍从温阳滋肾化气法。
处方同前。

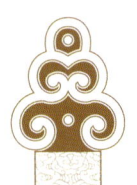
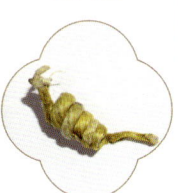

按：鲍君专程从香港飞沪，找老师治疗消渴病。经老师辨证，认为气阴被耗，肾阳衰弱，下焦虚惫，约束无权所引起。采用温阳滋肾化气法，以六味地黄丸加安桂为主，参以石斛、麦冬、五味子养阴生津，益智仁、补骨脂，补肾缩泉。黄芪益气升阳。先后经十一诊，疗效佳。

6. 金储之善用枫斛辅助治疗肿瘤

金储之（1919—2004年），江苏吴江人，首批江苏省名中医，从医60余年，行医水乡，服务桑梓，精于医理，勤于临床。

（1）枫斛代茶

养津润燥已为众所周知。金老觉得枫斛代茶是能提高机体免疫最妙的药品，因此它很适用于血液病中的白血病、再生障碍性贫血；癌症晚期伤阴脱津是最佳的调治药；时病高热，病后虚热都可用之。与西药促肾上腺皮质激素合用能减轻促皮质激素的反应。单味使用治心脏病、高血压很见效。药性平和，滋阴而不腻，不碍胃而增食欲，故作为调治慢性疾病常用的单味饮料，极为适宜。

（2）晚期癌症延长生存期案例

近十年来，金老从收治各种晚期癌症患者中，体察到患晚期癌症要延长生存期，须要做到"三养"和"三忌"。三养就是休养、营养、调养，目的是通过"三养"保持和增强体质，培养自身抗癌能力，用中医的论述就是扶正。三忌：一忌是已不宜再行手术或已不胜手术者，切莫再强行手术；二忌是患有多种慢性疾患或体质虚弱到不胜放疗者，则忌用放疗；三忌是晚期癌症到精气极虚地步，胃气伤到进食不多，化疗亦忌再施。总之，手术、放疗、化疗，对早、中期癌症比较适合，绝大多数晚期癌症已不能再行攻伐，会促使体质更衰，加速死亡。众所周知，晚期癌症不胜上项治疗时，用中医辨治，一般都能延长生存期。

中医治晚期癌症特别强调因人、因病、因时制宜，符合辨证法则，故用它辨治晚期癌症能延长生存期，绝不是空议。

病例：钱××，女性，诊病年40岁。就诊日期：1978年6月23日。患者开始出现左锁骨上淋巴结肿如核桃样大且质硬，经上海肿瘤医院淋巴结穿刺检查，诊为慢性淋巴癌。该院用泼尼松口服，博来霉素10支注射，肿块未见缩小而食欲锐减，气短、乏力、自汗，故自动出院。

金老诊治每天仍服泼尼松30 mg，分3次服。中药：每天用枫斛煎汁代茶；煎剂用生地、丹皮、地骨皮、人中白、人中黄、紫草、紫花地丁、蒲公英、大青叶、桑叶、竹叶、花粉、蝉衣、僵蚕、地龙、龙衣。上述中西药配合使用一月，锁骨上淋巴结缩小至黄豆大。随后逐步递减肾上腺皮质激素，亦停服煎剂，单服枫斛煎汁代茶，又治一月，未见肿瘤增大。以后继续用枫斛每天煎汁代茶；另用守宫（壁虎）100条（干货）浸在三斤（1500 g）白酒中，浸泡到酒色呈淡绿色，每天服10 mg，如是连服五料。病人精神、食欲、气色、体质均明显好转，肿块缩至绿豆样大。迄今已过十载，经上海肿瘤医院复查，提示本病稳定，无扩散现象。

（3）补气阴潜阳化瘀汤

常用量：西洋参2 g，枫斛5 g，淮山药30 g，石决明60 g。

金老用此方治气阴虚而挟肝阳上亢，或肝血瘀滞者颇效。用治肝脏硬变而属舌红、津少、面色黧黑者用之较快改善体征，对肝炎后期虚烦形瘦、神思恍惚、多疑少神疗效亦佳。急性再生障碍性贫血、低热，同时紫癜、齿衄、鼻出血，应先用此方配合输血治疗一段时日，可以获得比单一依靠输血救急更为起作用。如能改善出血症状，不发低热，食欲增进，心跳改为缓慢有力。这样对骨髓造血有功效。故说：参枫山药保气阴，生石决明潜阳称；四药同用不滋腻，补益化瘀效如神。

四、著名药号与枫斗

1. 良利堂

良利堂因经营参茸和膏滋药等保健养生药品著称于世，早在清末民初已名列苏州四大名药铺之一。良利堂的传统特色是经营滋补产品，如精制饮片、膏滋药、人参鹿茸白木耳以及枫斛、花露等等，年煎熬膏滋药达八百料，占全市总额的40％份额，产生如此高的市场份额其实也只有认真二字……

治疗内热、口常干、缺少唾液的特效药枫斛，为中上层家庭所喜爱，常用来配以西洋参文火烧煮后代茶饮服，然而要把握枫斛的制作技术也绝非易事，枫斛的原料称铁皮石斛，产自安徽霍山县辟山间的悬崖绝壁石缝中，味略甜，有黏液，新鲜石斛花开如兰。良利堂制作枫斛，采用条杆粗壮、外枝呈紫红色的新鲜石斛，放在铁丝筛中耐心用炭火焙干，然后去皮剪断，揉成卷曲的小段块，能保持石斛原汁不变。良利堂是枫斛销售大户，制作工艺在苏州堪称一等。

此外，苏州"周宝记药行"专营鲜货药材，如鲜铁皮斛、鲜爪兰、鲜石斛等，并自行加工枫斛，供应给各药铺及药行。

2. 张立达堂国药号

张立达堂国药号于1870年左右创办，始终执安庆中药业之牛耳。根据老店员介绍，这个药店不仅不出售假药，而且在配方、饮片或制作丸散膏丹时，都严格按照处方的药名配齐配足。如遇缺药，宁可不售、不制，绝不允许缺味、代替、掺杂使假。该号采用的药材，均是道地药材，如合香，必用广东太昌牌合香，南合香和其他杂合香则不用。麻黄选用内蒙古产的金心麻黄，其他麻黄不用。鲜石斛用的是本省霍山县或岳西县产的铁皮石斛或米斛，杂牌石斛不用。陈皮则要用广东新会县的柑皮。其他药材，莫不如此。由于是道地药材，又不缺味，疗效自然高，群众信得过，来抓药的人自然越来越多。

3、上海老药号与绿毛枫斗

据上海《申报》，上海的各大老药号基本都提供绿毛（老）枫斗、藿（霍）山枫斗、白毛枫斗、老枫斗等，甚至北平老药铺1938年到上海开业，也采办绿毛老枫斗等，参见图10-7、图10-8。

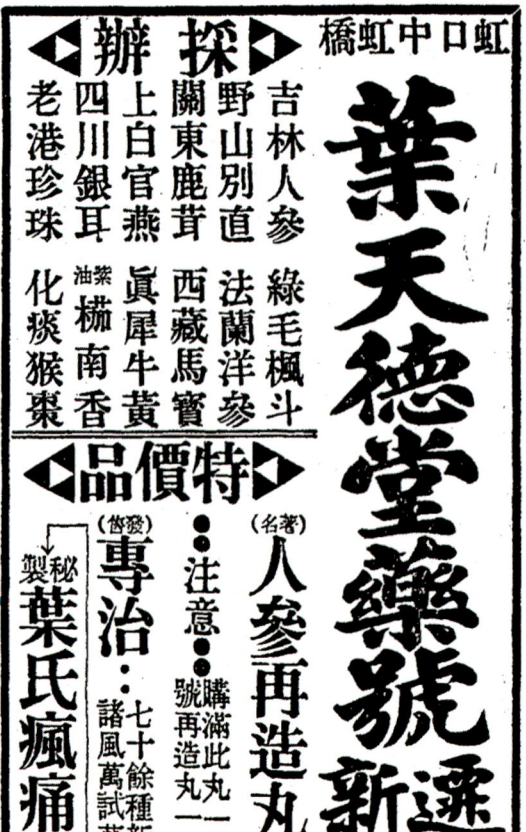

图10-7 《申报》（1939.05.25） 叶天德堂药号 绿毛枫斗

图10-8 《申报》（1938.10.10） 北平老药铺 绿毛老枫斗

第十一章 霍斗简易良方

龙头凤尾

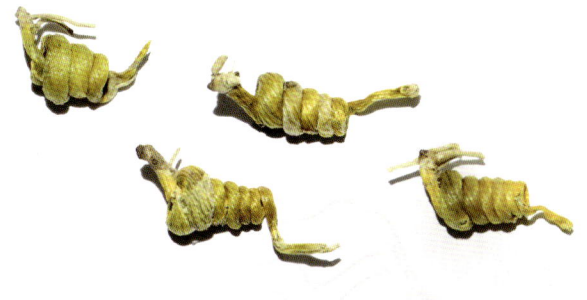

霍斗与石斛有相同的功效，从古至今均作同一中药使用。石斛的药用可以追溯到中国最早的药物著作《神农本草经》，谓"味甘，平。主伤中，除痹，下气，补五脏虚劳、羸瘦，强阴。久服厚肠胃、轻身、延年"，至今已有2 000年的历史。在养身保健方面，清代赵学敏《本草纲目拾遗》谓霍山石斛："形较钗斛细小，色黄，而形曲不直，有成毬（球）者。彼土人以代茶茗……"至今已有200多年的历史。可见，石斛和霍斗作为药物和饮品很早就有记载，在治病和养身方面已有诸多应用。

但是，霍斗在应用时必须注意以下问题：

（1）霍斗是补阴虚中药，味甘，性微寒，应用时须辨证使用，对阴虚证者常常有相当好的疗效，而对阴盛证者则效果往往适得其反。因此，脾胃虚寒者、舌苔白腻者、湿盛未化者、热病未伤阴者、便溏者均不宜服用。作为普通人，一般难以理解以上中医术语，如需单方服用或复方配伍服用霍斗，建议在医生指导下使用。

（2）霍斗是用石斛茎经烘焙、盘曲、干燥加工而成，有一定的长度、硬度和韧性，主要有效成分为高分子量的多糖，一般不易煎出，需单独提前煎煮2~3小时。最好待霍斗软化、伸展后，将其茎用刀背拍碎，剪成寸段，再与他药共煎，效果更好。霍斗打成粉末者可直接服用，但用量应适当减少。

一、治各种阴虚证

如胃阴不足，脘痛干呕，口干咽燥，热病伤津，虚热不退，肺燥干咳，暑热口渴，秋燥伤津，大便干结等。

【方1】霍斗3 g。
【主治】各种阴虚津亏证。
【用法】久煎，汤代茶饮；或打粉冲服。

【方2】霍斗3 g，百合15 g。
【主治】阴虚干咳。
【用法】水煎服；霍斗先煎2小时。

【方3】霍斗3 g，麦冬9 g，生地黄12 g，玄参12 g。
【主治】津少口干，便秘。
【用法】水煎服；霍斗先煎2小时。

【方4】霍斗3 g，川贝粉3 g，冰糖（适量）。
【主治】肺热干咳，痰稠发黄。
【用法】水煎服；霍斗先煎2小时。

【方5】霍斗3 g，粳米50 g。
【主治】虚热不退，津亏口渴，胃虚隐痛，舌光苔少。
【用法】霍斗加水1 000 ml，煎2小时，取汁，加入粳米煲粥服。

【方6】霍斗3 g，麦冬10 g，玉竹10 g，薏苡仁10 g。
【主治】阴虚胃热，咽干口渴。
【用法】水煎代茶饮；霍斗先煎2小时。

【方7】霍斗3 g，西洋参5 g，麦冬10 g，生地10 g。
【主治】秋燥伤津。
【用法】水煎代茶饮；霍斗先煎2小时。

【方8】霍斗3 g，冬虫夏草3 g。
【主治】阴虚肾亏。
【用法】水炖服；或打粉吞服。

【方9】霍斗3 g，麦冬9 g，天冬9 g，沙参9 g，生地12 g，天花粉12 g。
【主治】热病伤津，口渴心烦，小便短赤。
【用法】水煎服；霍斗先煎2小时。

二、护嗓清音、养颜

【方1】霍斗3 g，西洋参9 g，枸杞子9 g，罗汉果1个。
【主治】护嗓，养颜。
【用法】水煎服；霍斗先煎2小时。

【方2】霍斗3 g，玉蝴蝶9 g，菊花9 g。
【主治】润喉清音。
【用法】水煎服；霍斗先煎2小时。

【方3】霍斗3 g，麦冬9 g，枸杞子9 g，菊花9 g。
【主治】润喉护嗓，养颜。
【用法】水煎服；霍斗先煎2小时。

三、治眼疾

【方1】霍斗3 g，西洋参9 g，枸杞子12 g。
【主治】补气强肾，明目。
【用法】水炖服；或打粉冲服。

【方2】霍斗3 g，枸杞子15 g，菊花9 g，女贞子15 g，随症加减。
【主治】肝肾阴虚，两目干涩，视物昏花。
【用法】水煎代茶饮。

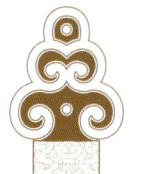

【方3】霍斗3g，淫羊藿3g，米泔水制苍术1.5g。
【主治】肝肾阴亏，视物不清。
【用法】打粉冲服。

【方4】霍斗3g，密蒙花9g，决明子9g。
【主治】辅助治疗白内障。
【用法】水煎服；霍斗先煎2小时。

【方5】霍斗3g，枸杞子6g，菊花6g，决明子6g，熟地12g，山茱萸9g，山药9g，牡丹皮6g，茯苓6g，随症加减。
【主治】肝肾阴亏所致的眩晕、耳鸣、畏光，辅助治疗白内障。
【用法】水煎服；霍斗先煎2小时。或打粉冲服。

四、治腰膝酸痛

【方1】霍斗3g，怀牛膝15g，木瓜15g，随症加减。
【主治】肾虚精亏所致的腰膝酸痛。
【用法】水煎服；霍斗先煎2小时。

【方2】霍斗3g，玄参9g。
【主治】胃火上冲所致的两足无力。
【用法】水煎服；霍斗先煎2小时。

【方3】霍斗3g，怀牛膝15g，熟地黄15g，杜仲12g，丹参12g，桑寄生12g。
【主治】肾虚所致的腰脚软弱。
【用法】水煎服；霍斗先煎2小时。

【方4】霍斗3g，怀牛膝25g，番红花3g，冬虫夏草3g，五加皮15g，杜仲15g，天麻15g，丹参12g，川芎12g，羌活12g，山茱萸12g，枸杞子12g，菊花12g，陈皮12g，薏苡仁12g，白酒1 000 ml。
【主治】肝肾阴虚，腰膝酸软，体倦乏力，头晕目眩。
【用法】将上述诸药打成粗粉，装入纱布袋内，加入白酒浸泡，一周后取酒饮用。

五、增强免疫力、肿瘤辅助治疗

【方1】霍斗3g，西洋参10g。
【主治】增强免疫力，肿瘤辅助治疗。
【用法】水煎服；霍斗先煎2小时。或打粉吞服。

【方2】霍斗3g，西洋参3g，冬虫夏草3g。
【主治】增强免疫力，肿瘤辅助治疗。
【用法】打粉吞服。

【方3】霍斗3g，西洋参3g，冬虫夏草3g，枸杞子6g。
【主治】增强免疫力，肿瘤辅助治疗。
【用法】霍斗打粉，与其他药用水炖服。

【方4】霍斗3g，灵芝3g或破壁灵芝孢子3g。
【主治】增强免疫力，肿瘤辅助治疗。
【用法】打粉吞服。

【方5】霍斗3g，百合15g，麦冬12g，天冬12g，沙参9g，生地9g，菊花9g，随症加减。
【主治】增强免疫力，肿瘤辅助治疗。
【用法】水煎服；霍斗先煎2小时。

六、高血压辅助治疗

【方1】霍斗3g，罗布麻9g，葛根12g。
【主治】肝火上亢所致的血压偏高。
【用法】水煎服；霍斗先煎2小时。

【方2】霍斗3g，决明子9g，石决明15g，杜仲12g，随症加减。
【主治】肝火上亢所致的血压偏高。
【用法】水煎服；霍斗先煎2小时。

【方3】霍斗3g，西洋参9g，丹参6g，夏枯草6g，菊花6g，决明子6g。
【主治】肝火上亢所致的血压偏高。
【用法】水煎服；霍斗先煎2小时。或打粉，开水冲服。

七、消渴证（糖尿病）辅助治疗

【方1】霍斗3g，麦冬12g，天冬12g。
【主治】消渴证之阴亏津伤。
【用法】水煎服；霍斗先煎2小时。

【方2】霍斗3g，沙参9g，枸杞子9g。
【主治】消渴证之阴亏津伤。
【用法】水煎服；霍斗先煎2小时。

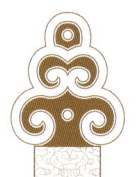
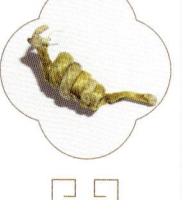

【方3】霍斗3 g，南沙参9 g，黄精9 g，玉竹9 g，熟地12 g，茯苓9 g，随症加减。

【主治】消渴证之阴亏津伤、多饮善饥。

【用法】水煎服；霍斗先煎2小时。

第十一章 霍斗简易良方

第十二章 霍山石斛大事记（1950—2020年）

龙头凤尾

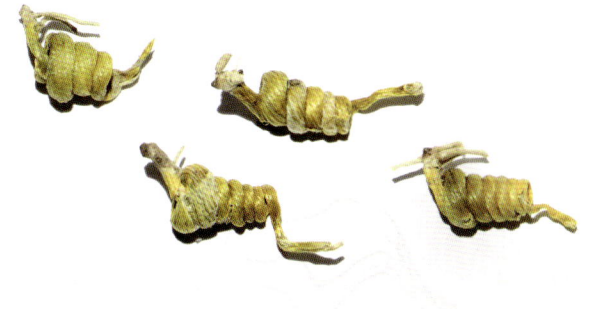

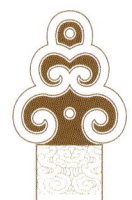
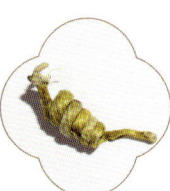

1. 由于数百年来只采集而不培育，致使霍山石斛野生资源稀少，濒临绝迹。1950—1975年，除1953年收购霍山石斛11 kg，其余多数时间，霍山县医药公司每年只收购霍山石斛1～5 kg鲜货，后渐难收到。为了变野生为家种，1959年霍山县医药公司在六万寨建立石斛培植场，未成功。

2. 20世纪70年代初，霍山县长冲中药材培植场何云峙开始试种石斛，1973年他把地方药农送来的石斛在长冲中药材培植场试种。

3. 1976年，何云峙亲自寻找野生霍山石斛，以便了解石斛的野生生长环境，开始着手野生石斛改家种初步试验，该想法得到当地政府的大力支持。

4. 1980年、1983年，霍山县对资源进行了两次普查，有关人员跑遍了原产石斛的10个乡，只采了2.6 kg鲜货。

5. 为了抢救这一名贵药材，在安徽省科委的重视下，1981年开始由霍山县医药公司、安徽大学、安徽农学院、安徽中医学院等单位成立了霍山石斛研究组，在长冲中药材培植场建立了试验基地，由何云峙负责野生改家种栽培试验。与此同时，安徽中医学院王立志等1982年从何云峙处取得标本，提供给唐振缁、程式君研究，后者于1984年7月正式发表了霍山石斛的学名：*Dendrobium huoshanense* C. Z. Tang et S. J. Cheng。

6. 1985年7月11日，由安徽农学院、霍山县医药公司开展，主要由徐云鹍、于力文、何云峙、叶嗣昌、王会明等完成的"霍山石斛野生改家种试验技术"通过了省级成果鉴定，此项成果挽救了霍山石斛，1986年获安徽省科学技术进步奖二等奖。

7. 1986年，何云峙通过十几年的反复摸索，恢复了失传数百年的霍斗加工炮制技艺。同年，世界中药材种植技术交流大会在印尼隆重举行，会上，中国的霍山石斛人工栽培技术赢得了与会专家的高度赞誉。

8. 1987年，霍山石斛工厂化生产项目获星火计划支持，同年霍山石斛试管苗生产也获得成功，何云峙开始着手研究试管苗栽培技术，并获得初步成功。

9. 1988年8月，《安徽日报》报道了被称为"药王"的霍山农民何云峙《身居高山二十年　带出一个药材乡》。

10. 1989年，由于农村土地改革的原因，原霍山县长冲中药材培植场近1 000平方米霍山石斛基地整体搬迁到何云峙家附近，由何云峙代管。

11. 2001年3月6日，霍山石斛开发座谈会在太平畈乡召开，在霍山县县委、县政府的高度重视下，霍山石斛物种保护和开发的人大代表议案予以落实，将政府的近千平方米的霍山石斛基地划归何云峙经营发展。

12. 2001年8月，何云峙成立了霍山县长冲中药材开发有限公司。霍山石斛以公司+农户的形式向全县推广。同时太平畈乡成立了太平畈乡霍山石斛发展办公室。县委、县政府出台了系列扶持政策。2001年起，对新发展的农户种植每平方米无偿补助200元。

13. 2001年，包雪声、顺庆生主编并出版了《中国药用石斛彩色图谱》一书，为我国第一部有关石斛的大型专著。书中记载了51种石斛和20余种非石斛属的伪品植物；同时记载了霍山石斛的历史，并第一次刊载了第一幅霍山石斛的彩色原植物照片。

14. 2002年11月，霍山县长冲中药材开发有限公司的"霍山石斛产业化开发项目"被评为安徽省高技术产业化示范项目。同时霍山石斛协会在太平畈乡成立。至此霍山石斛由一家种植发展到多家种植，何云峙也毫不犹豫地教群众种植石斛。为了推动霍山石斛产业化发展，何云峙又先后与安徽中医药大学、皖西学院、安徽农业大学、合肥工业大学等院校合作，建立了霍山石斛快繁及栽培技术体系，实现了霍山石斛种苗繁育及栽培技术的突破。

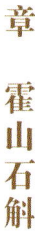

15．2003年8月，由包雪声、顺庆生、周根余编著的《中华仙草之最 霍山石斛》在上海科学技术文献出版社出版发行，这是首本霍山石斛专著。

16．2004年，包雪声、顺庆生、吴赵云三人对霍山石斛按《中华人民共和国药典》的要求提供多种实验数据，提交了霍山石斛正文和起草说明，申请进入2005版药典，但因故未能如愿；2004年9月，包雪声、顺庆生等主编并出版了《枫斗》一书，书中刊载了近40种枫斗；2005年，包雪声、顺庆生在《中成药》杂志（第8期）上发表了《对〈中华人民共和国药典〉2005年版（一部）石斛药材的收载原则、植物基源及拉丁学名等问题的商榷》一文，特别提出了《中华人民共和国药典》应尽早收载霍山石斛。

17．2007年9月，霍山石斛被国家质监总局授予"中华人民共和国地理标志保护产品"。同时"六安市霍山石斛专家大院"在霍山县长冲中药材开发有限公司成立。

18．2009年12月，中国野生植物协会授予霍山县"中国石斛之乡"。与此同时，县政府专门出台了关于加快霍山石斛产业发展的意见，极大地调动了全县发展霍山石斛产业的积极性，霍山石斛产业呈现外来投资不断增多、基地规模不断壮大，逐步形成从零星栽培到集中连片栽培、从常规粗放栽培到大棚科学栽培，2009—2012年霍山县长冲中药材开发有限公司先后以种源和技术入股引进了外资企业霍山康顺公司、浙商九仙尊石斛公司、港资天下泽雨公司，加快了霍山石斛的产业化发展。

19．2010年7月，石斛炮制技艺被列为省级非物质文化遗产，11月，霍山石斛注册商标被国家工商总局批准为"地理标志证明商标"。

20．2012年6月，时任全国人大常委会委员长吴邦国视察六安时，为霍山石斛欣然题词"霍山石斛 中华瑰宝"。

21．2014年，魏刚、顺庆生、戴亚峰、叶家宏、黄月纯、何祥林等在《中成药》杂志（第12期）发表了《霍山石斛HPLC特征图谱研究》，为首次报道。初步比较了野生和家种霍山石斛的特征图谱，提示栽培成功可行。在此基础上，魏刚"石斛求真"研究团队与顺庆生教授深度合作，在何祥林、戴亚峰等大量提供原种霍山石斛的有利条件下，进一步对40余种石斛品种开展分析比较，找到了霍山石斛的HPLC鉴别特征，为霍山石斛申报进入2020版《中华人民共和国药典》奠定了部分方法学基础。

22．2014年，央视《流行无限》节目相继报道了《大别山里的"药王"何云峙》《远方的家：别样大别山》《走遍中国：仙草飞入百姓家》。同时由霍山县长冲中药材开发有限公司和安徽中医药大学联合选育的"霍山石斛1号""霍山石斛2号"通过省级鉴定登记。2014年底，霍山县霍山石斛种植基地面积发展到近3 000亩（1亩=1/15公顷）。

23．2015年10月，受霍山县石斛产业发展办公室委托，魏刚、顺庆生、李名海、戴亚峰、何祥林等著《中华仙草 霍山石斛》出版发行，全面详尽挖掘整理了霍山石斛的历史、珍稀与道地性、品鉴、枫斗加工与鉴别、功效与养生等。该书封面及书中还首次展现了2015年5月拍摄的已知仅存野生霍山石斛的清晰真影和野外原生境。该书后来作为霍山石斛申报进入2020版《中华人民共和国药典》的主要文献考证佐证材料；同时霍山县相关单位制定发布地方标准2个，《霍山石斛种子生产技术规程》（DB34/T 2367－2015）、《霍山石斛枫斗加工技术规程》（DB34/T 2426－2015）；发布行业标准2个，《霍山石斛栽培技术规程》（LY/T2448－2015）、《霍山石斛种苗繁育技术规程》（LY/T 2449－2015）。

24．2016年4月，首届中国霍山石斛科技产业发展论坛作为第八届世界养生大会的主论坛成功举办，众多媒体的聚焦宣传使霍山石斛获得社会各界更广泛的关注。2016年12月，霍山石斛荣登

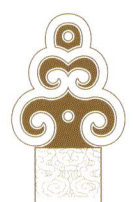

"2016年度中国品牌价值评价"榜单（地理标志产品区域品牌），其品牌价值38.19亿元。2016年12月15日，霍山石斛被列为"十大皖药"品种之首。中国中药、九仙尊、长冲中药材开发有限公司、天下泽雨等4家企业入选"十大皖药"示范基地；同时由安徽中医药大学和霍山县长冲中药材开发有限公司承建的"国家基本药物所需霍山石斛原种保护基地"顺利建成并通过验收。霍山县中药发展局等相关单位修订发布地标《霍山石斛》（DB34/T 486—2016）。

25．2016年12月，顺庆生、魏刚、何祥林等著《中华枫斗》出版发行，专著从枫斗的起源、变迁到近代枫斗的首次全景详尽展示，使读者加深了解枫斗的全貌和识别其主流、真伪优劣。同时根据有关文献分析，专著在国内首次提出了枫斗（霍斗）的起源与祖国悠久的茶文化密切相关，炮制从蒸制法到炒制法的演变，应与我国茶叶的加工在明代后期"炒青法"日渐成熟、普及紧密相连，推前了石斛枫斗（霍斗）可能的起源时间。2016年12月，霍山县霍山石斛产业协会与魏刚、顺庆生霍山石斛研究团队初步签订了《关于开展霍山石斛中国药典标准研究的合作协议》，主要针对霍山石斛的本草考证、薄层鉴别、特征图谱、临床应用等开展技术准备，为霍山石斛进入2020版《中华人民共和国药典》奠定了良好基础。

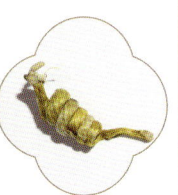

26．2017年1月，"何云峙牌"商标获"驰名商标"称号。2017年3月，霍山石斛通过国家濒科委的濒危物种人工培植论证（出口许可）。2017年4月，霍山县政府《关于开展霍山石斛中国药典标准研究合作协议》签订，经提议，由安徽中医药大学牵头组织，全面整合国内霍山石斛研究的优势力量，中国中医科学院中药资源中心、安徽省食品药品检验研究院、广州中医药大学、合肥工业大学等成员单位参与，约定七大领域研究完成时间及申报书完成时间。2017年9月，霍山石斛入选"2017年中国百强农产品区域公用品牌"。同时太平畈乡被中国中药协会评为"中国中药（石斛）文化小镇"。

27．2018年1月30日，安徽省地方标准《霍山石斛原生态种植技术规程》正式实施。2018年6月，协助CCTV10《花季中国》栏目组拍摄霍山米斛专题报道。2018年10月，编著印刷《霍山本草集锦》，涵盖霍山石斛在内的50种霍山道地中药材。2018年11月5日，霍山石斛（人工种植）安徽省食品行业协会团体标准发布实施。

28．2019年4月，霍山石斛入展北京世界园艺博览会。2019年6月，霍山县被认定为霍山石斛国家区域性良种繁育基地（第二批）。2019年7月，"霍山米斛"地理标志证明商标申报成功。2019年9月，安徽省食品安全地方标准《霍山石斛茎》公告发布，10月9日正式实施。2019年9月3日，霍山石斛国家药品标准修订草案公示。国家药典委向社会各界公开征求"石斛—国家药品标准修订草案公示稿"意见，霍山石斛标准收载其中。

29．2020年4月9日，国家药典委审议通过2020年版《中华人民共和国药典》草案，霍山石斛的药典标准已列入其中；2020版《中华人民共和国药典》于2020年12月30日起正式实施。

30．2020年10月，顺庆生、魏刚、何祥林等主编并出版了《霍山石斛临床应用与名医实录》一书。在霍山石斛进入《中华人民共和国药典》后，历代名医的临床实践将为今后霍山石斛的规范运用提供宝贵经验。

参考文献

[1] 清·孙星衍，孙冯翼辑.神农本草经（卷一）[M].集文书局，1976：20.
[2] 宋·唐慎微.重修政和经史证类备用本草[M].张存惠晦明轩刻本.1249.
[3] 唐·王焘.外台秘要[M].明·程衍道重校本.
[4] 明·陈嘉谟.本草蒙筌.[M].1565（嘉靖四十四年）.
[5] 明·内府写彩绘稿本.雷公炮制补遗便览[M].1591（万历十九年）.
[6] 明·李时珍.本草纲目[M].金陵初刊本.1593（万历二十一年）.
[7] 明·李时珍.本草纲目[M].本立堂刊本.1717（康熙五十六年）.
[8] 明·缪希雍.神农本草经疏[M].绿君亭刊本.1625.
[9] 清·杨记.诸药出处[M].1842（清道光二十二年）.
[10] 吴克潜.药性字典.[M].上海：大众书局，1933：516.
[11] 陈存仁.中国药物标本图影[M].上海：世界书局，1935：137.
[12] 南京中医学院，江苏省中医研究所.中药学[M].北京：人民卫生出版社.1959.
[13] 卫生部药政管理局.中药材手册[M].北京：人民卫生出版社，1959：417.
[14] 中国医学科学院药用植物资源开发研究所，中国医学科学院药物研究所等.中药志（四）[M].北京：人民卫生出版社.1961.
[15] 江苏新医学院编.中药大辞典[M].上海：上海科学技术出版社，1977.
[16] 吉占和，陈心启，罗毅波，等.中国植物志（第19卷）[M].北京：科学出版社，1999：118-119.
[17] 霍山县地方志编纂委员会.霍山县志[M].合肥：黄山书社，1993：223.
[18] 简讯.霍山石斛试管苗在我院培养成功[J].安徽农学院学报，1983，2：87.
[19] 国家医药管理局科技教育司.国家医药管理局科技成果汇编[M].1989.
[20] 唐振缁，程式君.中药"霍山石斛"原植物的研究[J].植物研究，1984，4（3）：141-146.
[21] 中华人民共和国药典委员会.中华人民共和国药典（2020年版）一部[M].北京：中国医药科技出版社，2020.
[22] 魏刚，顺庆生，杨明志.石斛求真——中国药用石斛之历史、功效、真影与特征指纹图谱[M].成都：四川科学技术出版社，2014.
[23] 魏刚，顺庆生，李明海，等.中华仙草 霍山石斛[M].成都：四川科学技术出版社，2015.
[24] 黄锦轩.鉴别鲜石斛的经验[J].中药通报，1957，2：82.
[25] 曾育麟.云南西风斗的加工方法[J].中药通报，1957，2：82-83.
[26] 顺庆生，魏刚，何祥林，等.中华枫斗[M].昆明：云南科技出版社，2016.
[27] 中华人民共和国国家药典委员会.中华人民共和国药典（1963年版）一部[M].北京：人民卫生出版社，1964：67-68.
[28] 宋·唐慎微.重修政和经史证类备用本草[M].陈凤梧刻本.1523（明嘉靖二年）.
[29] 梅绍武.我的父亲梅兰芳[M].天津：百花文艺出版社，1994.

[30] 曹惕寅.翠竹山房诊暇录稿［M］.上海：翠竹山房，1927.

[31] 罗和古，应森林等.女科医案（下册）［M］.北京：中国医药科技出版社，2004：573.

[32] 高拜石.新编古春风楼琐记（7册）［M］.北京：作家出版社，2004：123-127.

[33] 浙江省中医研究所，浙江省嘉善县卫生局.陈良夫专辑［M］.北京：人民卫生出版社，1982：88-90.

[34] 施今墨.施今墨论临证［M］.上海：上海中医药大学出版社，2009：20-22.

[35] 金储之.莺湖医集［M］.北京：中国医药科技出版社，1992：543.

[36] 包雪声，金良标，顺庆生.中国名贵传统中药与保健饮品枫斗［M］.2版.上海：上海科学技术文献出版社，2011：91-95.